YOLATES

Zum Selbst durch mich
Körperarbeit für die Seele

IRMINA BOLTENSTERN

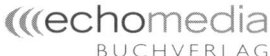

Aus Gründen der einfacheren Lesbarkeit wird auf die geschlechtsspezifische Differenzierung verzichtet. Entsprechende Begriffe gelten grundsätzlich für beide Geschlechter.

YOLATES® – Körperarbeit für die Seele von Dr. Irmina Boltenstern

Impressum:
ISBN: 978-3-902900-33-3
© 2013 echomedia buchverlag ges.m.b.h.
Media Quarter Marx 3.2
A-1030 Wien, Maria-Jacobi-Gasse 1
Alle Rechte vorbehalten

Produktion: Ilse Helmreich
Produktionsassistenz: Brigitte Lang
Layout: Elisabeth Waidhofer
Coverbilder und alle Innenfotos: Marie Boltenstern
Lektorat: Christine Wiesenhofer
Herstellungsort: Wien

Besuchen Sie uns im Internet:
www.echomedia-buch.at

INHALT

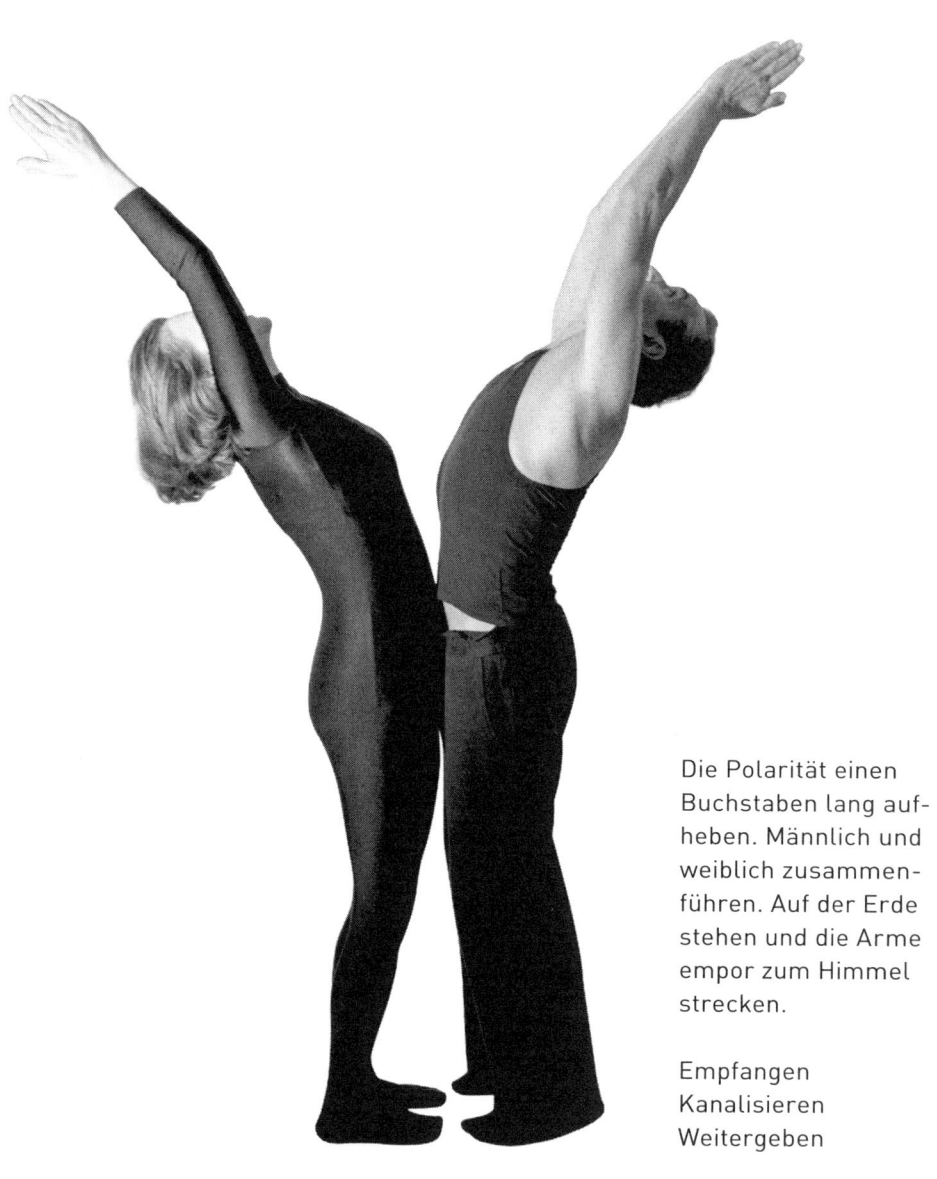

Die Polarität einen
Buchstaben lang auf-
heben. Männlich und
weiblich zusammen-
führen. Auf der Erde
stehen und die Arme
empor zum Himmel
strecken.

Empfangen
Kanalisieren
Weitergeben

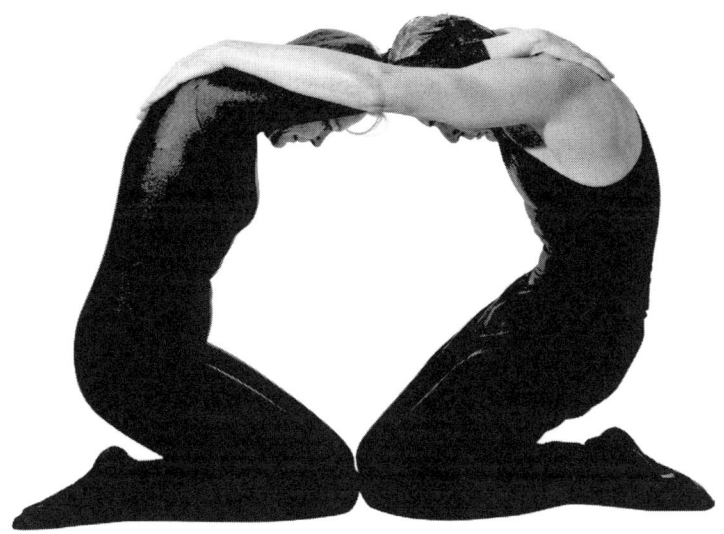

Die Vollendung des Kreises. EINSSEIN mit allem Leben.
Die Erfüllung deiner Aufgabe. Rückkehr zur Vollkommenheit.
Der Weg ohne Anfang und Ende.

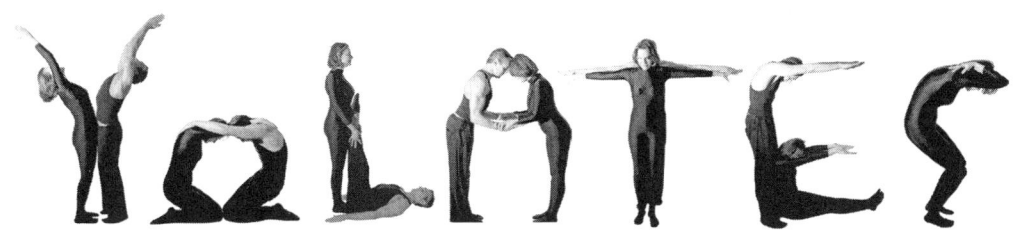

„Was ist alles, was wir tun, anderes, als eine nervöse Angst, nichts zu sein: von den Vergnügungen angefangen, die keine sind, sondern nur noch ein Lärm, ein anfeuerndes Geschnatter, um die Zeit totzuschlagen, weil eine dunkle Gewissheit mahnt, dass endlich sie uns totschlagen wird, bis zu den sich übersteigenden Erfindungen, den sinnlosen Geldbergen, die den Geist töten, ob man von ihnen erdrückt oder getragen wird, den angstvoll ungeduldigen Moden des Geistes, den Kleidern, die sich fortwährend verändern, dem Mord, Totschlag, Krieg, in denen sich ein tiefes Misstrauen gegen das Bestehende und Geschaffene entlädt."

Robert Musil, Der Mann ohne Eigenschaften – II. Aus dem Nachlass

„Hinter einem „Zusammenbruch" verbirgt sich häufig auch eine existentielle oder spirituelle Krise. In der psychiatrischen Behandlung aber fehlen das Wissen und die Erfahrung, um den spirituellen Sinn solcher Krisen zu erkennen und den Krisenprozeß angemessen zu begleiten. Evolutive Bewußtseinsphänomene werden entweder negiert oder als ‚Regressionen' missverstanden und entsprechend behandelt. Tatsächlich aber kann eine spirituelle Krise, wenn sie richtig unterstützt wird, ein Weg sein zur ganzheitlichen Heilung und zu personalem und transpersonalem Wachstum."

Eberhard Sens, Am Fluß des Heraklit

Ich war 41 Jahre und innerlich tot, gehetzt und hoffnungslos überfordert. Was immer ich gemacht habe, es war ein ständiges Wegrennen. Nie gab es eine Hinwendung zu irgendetwas oder jemandem. Meine Erziehung hat mich so programmiert, dass ich im Leben alles mit meinem bestmöglichen Einsatz fertigzubringen hatte. Irgendwann hatte ich aufgehört, nach meinen eigenen Bedürfnissen zu fragen. Ich hatte mich jahrelang immer zu weit aus dem Fenster gelehnt. Und egal, was ich gemacht hatte, ich hatte in jede Aufgabe mehr Kraft investiert, als ich zur Verfügung hatte.

Ich führte ein Leben im unerträglichen Spannungsverhältnis zwischen äußerer Umwelt und innerem Sein. Es war wie eine Flucht, die der eines gehetzten Tieres glich. Orientierungslos. Atemlos. Selbstentfremdet. Mein Überleben bestand darin zu funktionieren. Es war ein ständiges Auf und Ab. Meine Erfolgserlebnisse definierten andere. Ich lebte kaum nach meinen eigenen Gefühlen. Und so kam es, wie es kommen musste. Ich war ausgebrannt, der Tank war leer, der Motor stand still. Ein langer, steter Weg in den Abgrund lag hinter mir. Ich war am Boden angekommen. Ganz unten.

Anorexie

Als ich zu spüren begonnen habe, dass meine Kraft immer mehr nachlässt, beschloss ich, kaum noch etwas zu essen. Das fühlte sich wie der Rausch einer Droge und ein letztes Aufflackern von Kraft an. Je leichter und dünner ich wurde, desto unangreifbarer fühlte ich mich. Ich wusste, dass es daraus ein böses Erwachen geben würde. Aber das machte mir nichts aus.

Ich war an einem Punkt angelangt, an dem ich mir sagte: Ich will noch dünner werden. Immer weniger. Weniger Masse. Weniger

Mensch. Weil ich dadurch weniger angreifbar würde. Die Pfeile, die man in meine Richtung schoss, sollten mich nicht mehr treffen. Ich habe also ganz bewusst aufgehört, etwas zu mir zu nehmen. Mit meiner Umwelt habe ich nicht mehr richtig kommuniziert. Ich habe jede Warnung in den Wind geschlagen und mich nervlich immer mehr dem Ende genähert.

Therapie

Ein Freund hat mir dann zu einer Gesprächstherapie geraten. Ich war überzeugt davon, dass das nichts bringen würde. Und doch war ich irgendwie interessiert. Ich begann die Therapie ganz bewusst an einem Zeitpunkt, an dem es mir noch relativ gut ging. An einem Zeitpunkt, an dem ich wieder etwas oben war, wie ich das nenne. Denn ich dachte: Wenn ich wieder ganz unten bin, und das ist nur eine Frage der Zeit, werde ich dieses Mal keine Kraft mehr haben, mich da wieder herauszuziehen. Das war Intuition. Oder einfach nur Glück. Wie auch immer, nach einem Jahr gehörte der anorektische Rausch der Vergangenheit an. Und dennoch befand ich mich in einer Spirale, die mich nach unten zog. Ich steckte fest. Im gegenwärtigen Leben gab es für mich keine Perspektiven mehr.

Dabei ging es mir im ersten halben Jahr der Therapie noch gut. Doch es waren die letzten Tropfen aus meinem Energie-Reserve-Tank, die ich mit jedem Gramm verlor. Alles wurde schwerfällig. Alles brauchte doppelt bis dreimal so viel Kraft. Ich spürte, wie mich die Räume erdrückten. Ich habe bei meiner Tür zum Büro die Schnalle ausgewechselt – einen Türknopf außen angebracht, damit keiner hereinkonnte, jeder anklopfen musste, und nur ich die Tür von innen öffnen konnte. So konnte ich stundenlang ungestört herumsitzen und ins Grüne schauen. Dafür habe ich auch extra den Schreibtisch zurechtgerückt. Solange ich im Büro saß, waren alle beruhigt. Ich auch.

Aber in der Therapie wurde es immer schlimmer. Ich wusste nicht mehr, was ich sagen sollte. Mein Therapeut meinte: „Wenn Sie nichts sagen, bezahlen Sie mich dafür, dass ich nichts tue." Aber er hatte eine Diagnose für mich: „Sie haben ein klassisches Burn-out-Syndrom." Es war das erste Mal, dass dieser Begriff in meinem Leben auftauchte. Burn-out.

Seit der Pubertät litt ich an einer sehr starken Neurodermitis, die – wie alle Krankheiten im Laufe meines Lebens – psychosomatisch bedingt war. Erst mit der Schwangerschaft bekam ich dieses Problem halbwegs in den Griff. Ganz verschwand es, als ich ausgebrannt war. Burned out. Die Menschen um mich herum verstanden mich nicht mehr. Und ich selbst habe mir nicht erlaubt, mir einzugestehen, dass ich am Ende war. Und so zog sich das hin. Aber die Stimme in mir, die sagte: „So geht es nicht weiter", wurde immer lauter. Ich wollte nicht hören. Ich habe diese Stimme immer wieder zum Schweigen gebracht und ihr geantwortet: „Doch, es geht weiter. Irgendwie."

Der Club

Zu dieser Zeit überredete man mich, Mitglied in einem Fitnessclub zu werden. Also gut, sagte ich, und schrieb mich ein. Und endlich war da wieder eine zarte Begegnung mit meinem Körper und dem Körpergefühl, das nur mir gehörte. Der Fitnessclub war einer der ersten in Wien, die Pilates im Programm hatten. Schnell entwickelte ich eine große Affinität zu dieser Art von Training. Dazu kam, dass ich mich dort sehr wohl fühlte. Die Flucht von meinem Zuhause in das Studio gehörte nun zu meiner Überlebensstrategie. Das tägliche Training brachte mich von meinem Im-Kreis-Denken weg. Ich fühlte mich einfach wohl. Körperlich. Das war zwar noch keine Lösung für meine Probleme, aber doch ein wichtiger Schritt. Geist und Seele verhungerten zusehends, aber der Körper gab mir – damals noch unbewusst – wieder ein gutes Gefühl. Es war das Gefühl, dass überhaupt noch irgendetwas da war von mir. Dass ich etwas spüren konnte. Und es passierte noch mehr. Ich baute mir eine neue Identität auf. Hatte ich meinen Namen bis dahin immer abgekürzt, stellte ich mich im Club mit meinem vollen Taufnamen vor. Das konnte nur in einer ganz neuen Umgebung gelingen. Es war, als hätte ich eine neue Persönlichkeit gewonnen.

Santa Fe

Trotzdem musste ich bald erkennen, dass auch das nicht mehr genug war. Da waren diese Verzweiflung auf der einen Seite und dieser Lichtblick, dass es noch etwas anderes gab, auf der anderen. Ich habe in diesem Fitnessclub etwas erkannt. Ich habe es aufgrund der Arbeit am und mit dem Körper erfühlt. Ich konnte die Spanne zwischen meinen beiden Leben wieder anschauen. Hier das verneinte Ich. Dort das existenzberechtigende Du. Die anderen. Diese Spanne wollte ich nicht mehr entschärfen. Ich wollte sie haben und mir beide Seiten anschauen.

Und mir wurde klar, dass ich raus musste. Ich musste weggehen, musste in eine völlig neue Umgebung. Nur so konnte ich meiner wahren Identität näherkommen und die Umwelt, in der ich lebte, mit dem Ich, mit dem ich lebte, verbinden. Keine gewohnten Verhaltensweisen sollten mich behindern. Dieser Gedanke wurde immer stärker. Ich konnte mir zwar nicht vorstellen, wie das Ganze ablaufen sollte und was daran heilend oder erlösend sein könnte, aber das Gefühl war gut. Es war keine klare Entscheidung. Der Gedanke, auszubrechen und wegzukommen, gab mir ein gutes Körpergefühl.

Santa Fe hatte für mich einen besonderen Klang. Ich wusste von meiner Kusine, die dort lebt, dass die Menschen in Santa Fe anders sind. Viel Energetisches soll dort zu spüren sein. Jeder tut etwas für sich. Viele Arten von Körperarbeit werden praktiziert, aber auch Geist und Seele wird große Bedeutung zugemessen. Ich war schon für längere Aufenthalte in Australien und in Amerika gewesen und wusste daher, dass ich mich in Santa Fe wohlfühlen würde. Schließlich hörte ich auf, über das Was und Wie nachzudenken. Es gelang mir, im Augenblick zu leben – doch da war es wieder, wie mir plötzlich klar wurde, dieses Weggehen, dieses Ausbrechen aus meinem Leben. Es war definitiv kein Urlaub, den ich suchte. Ich musste nur einfach weg.

Bis zur endgültigen Abreise plagte mich ständig mein schlechtes Gewissen. Es war immer noch der Meinung, dass das unverschämt war, was ich vorhatte, weil es mir doch nach außen hin gut ging. Und trotzdem fuhr ich einfach weg. Dass das für mich lebensrettend sein könnte, daran wagte ich gar nicht zu denken. Und wie so oft, war es auch hier: Der Maßstab meines Wohlergehens war immer das Wohl der anderen. Mich gab es in dieser Welt als eigene Person mit individuellen Ansprüchen nicht. Ich war nur der Spiegel für anderer Leute Glück.

Kaum hatte ich die Passkontrolle hinter mir, räumte ich im Geist auch schon einige Steine aus meinem Rucksack und ließ sie einfach zurück. Ich begab mich in ein Abenteuer, auf eine Reise zu meinem Selbst. Ich liebte es, unterwegs zu sein. Egal wo, Hauptsache irgendwo auf der Welt. Keiner wusste, wo ich war – zumindest bis zu meiner Ankunft zwei Tage später.

In Santa Fe angekommen, hatte ich dann gar keine Steine mehr im Gepäck. Ich hatte alles hinter mir gelassen. Ich fühlte mich frei. Ohne Verantwortung. Ohne Rechtfertigungsdruck. Meine Kusine wusste, wie es mir ging. Wir waren immer in Kontakt geblieben und hatten einander öfters besucht. Wir hatten uns schon immer gut verstanden, hatten ein ähnliches Elternhaus, gemeinsame Interessen, beinahe dieselben Lebensängste. Und so gingen wir am ersten Tag gleich gemeinsam ins Pilates-Studio, wo die Freundschaft zu meinem Lehrer Ray ihren Anfang nahm. Wir lachten sehr viel und alles war erfüllt mit positiver Energie. Am zweiten Tag gingen wir dann ins Yoga-Studio. Und so füllte ich meinen Alltag aus mit Yoga- und Pilatesstunden.

Es war eine andere Welt. Eine Welt, die mir nahe war, in der ich mich endlich kennenlernen konnte. Dort gelang es mir, Körper Geist und Seele als eine Einheit zu erfühlen. Ich merkte, welch gute Vorarbeit ich bereits geleistet hatte, indem ich ein gutes Körperbewusstsein entwickelt hatte. Nun ging es darum, Geist und Seele zu erkunden, mein Ich zu akzeptieren, es achten und lieben zu lernen und mit dem Körper als Einheit zu sehen.

Die Anorexie war überwunden. Ich hatte keinen Grund mehr, mich aufzulösen. Ich stand gerne auf und nahm meine Termine wahr. Yoga, Pilates, Bücherei, Tagebuch schreiben im Kaffeehaus auf dem Weg zu den Studios, Ausflüge in die Wüste unternehmen und ein befreites Zusammensein mit gleich- und gutgesinnten Menschen genießen. Das war es, was ich gemacht habe: einfach leben.

Noch nicht da und nicht mehr dort

Zurück in Europa begann eine Zeit der Zerrissenheit. Europa – das alte Leben hatte mich wieder. Aber in mir hatte sich etwas verändert. Ich hatte ein neues Leben, das ich in Amerika entdeckt hatte. Und die Verzweiflung wich immer wieder einmal der Hoffnung, vor allem in Zeiten, in denen ich die Einheit von Körper und Geist fühlen konnte – und da keimte der Gedanke, auch therapeutisch gegen diese Verzweiflung vorzugehen. Zuerst einmal bei mir selbst. Und vielleicht könnte ich das dann auch einmal für andere, mit anderen umsetzen. Ich hatte keine Ahnung, wie das gehen sollte, aber ich hatte eine Vorstellung, dass es möglich war. Das führte mich aber in eine weitere Zerrissenheit. Zu wissen, dass es einen Weg geben musste, aber nicht fähig zu sein, diesen zu gehen, dieser Gedanke zerriss mich. Ich lebte nun in zwei Welten – nicht nur innerlich, sondern auch äußerlich.

Meine Unfähigkeit, mich zu entscheiden, ließ dem Leben keine andere Chance, als mir die Notwendigkeit zu handeln drastisch vor Augen zu führen. Ich bekam spastische Herzkranzgefäßverengungen, verbrachte ein Jahr mehr im Krankenhaus als zu Hause. Den Fitnessclub hatte ich aufgegeben, jetzt wurde das Spital mein zweites Zuhause. Körperlich geschwächt hatte ich wieder einen Vorwand, mich fallenzulassen. Eine Rechtfertigung für Kraftlosigkeit und Depression.

Aber irgendetwas in mir gab nie auf. Das Herz beruhigte sich wieder – nach einem Jahr – und die Symptome verschwanden dorthin, wo sie hergekommen waren. Ins Nichts. Und ich begann, mich immer mehr mit dem Yolates-Gedanken anzufreunden. Und, wenn auch zaghaft, damit, mein eigenes Studio aufzubauen. Doch das alte Leben ließ mich nicht los. Zu viele Schuldgefühle hinderten mich daran, das zu tun, was ich wirklich wollte. Diesen Spagat bezahlte ich schließlich mit Panikattacken. Aber es gab auch so etwas wie Hoffnung, das Wissen um einen Ausweg, denn der Gedanke an die Heilungsmöglichkeit über den Körper, der sich in Santa Fe manifestiert hatte, ließ mich dennoch nicht los.

Ich war nie ein konsequenter Mensch. Ich machte zwar seitenweise Stunden- und Wochenpläne, aber ich wollte leben, nicht vegetieren. Es gelang mir nie wirklich, meine Pläne umzusetzen. Nennen wir es fehlende Disziplin gepaart mit Kraftlosigkeit. Hinzu kam, dass mein Kind – der wichtigste Antrieb meines Motors, der mich physisch und psychisch am Leben erhielt – immer selbstständiger und erwachsener wurde.

Der richtige Zeitpunkt

Ich war bereit. Der Aufstieg begann. Schrittweise spürte ich eine Freiheit in meinem Innersten. Eine Freiheit, wie ich sie bis dahin nicht gekannt hatte. Nicht materiell oder existenziell. Es war eine Leichtigkeit. Die Schwere in meinem Herzen verschwand immer öfter, und ich konnte erahnen, dass ich langsam einen Weg fand, der mich an mein Ziel führte. Das gab mir die Kraft, meinen eigenen Lebensweg zu suchen, zu finden und ihn vor allem auch zu gehen. Koste es, was es wolle.

In mir wuchs die Überzeugung, dass mein Leben nun eine Richtung hatte, einen Sinn, und dass ich bereit war, selbst Verantwortung zu übernehmen. So begann – nach vielen Jahren des Irrens – eine Klarheit. Auch wenn ich öfters zwei Schritte vorwärts und einen Schritt zurück machte, nahm ich diese Rückschritte nun an. Im Wissen, dass ich zwar langsam und mühsam vorankam, aber dass es definitiv vorwärts ging. Ich begann mich mit dem Gedanken auseinanderzusetzen, die volle Verantwortung für mein Leben zu übernehmen. Raus aus der vermeintlichen Sicherheit, die mir die anderen gaben, aus der ich für mich aber eine fatale Abhängigkeit gemacht hatte. Ich erlaubte mir, mich selbst ernst zu nehmen, mich zu achten und zu verstehen. Die Achtsamkeit spielte die wichtigste Rolle – und ich erfuhr sie rein über den Körper.

Je intensiver und konzentrierter, liebevoller und achtsamer ich meine Körperübungen machte und auch spürte, was sich in mir während und nach der Übungen abspielte, desto stärker und gleichzeitig geschmeidiger wurde auch meine Psyche. Freude, Liebe, Festigkeit, Vertrauen, Bewusstsein, Anerkennung – all das und vieles mehr wuchs in mir, es kam aus mir selbst, ich spürte es. Ein Glücksgefühl stieg in mir auf, das ich ganz und dauernd annehmen konnte. Jetzt baute sich Kraft auf. Spürbar. Große Kraft. Und der Zeitpunkt war reif. Jetzt konnte Yolates entstehen.

Mein Kind lebte sein eigenes Leben und nun war auch für mich der Zeitpunkt gekommen, mein Leben zu leben. Mir wurde klar, dass alles, was ich er- und durchlebt hatte – alle hellen und dunklen Zeiten –, alle Erfahrungen, die ich gemacht habe, die Zutaten im Cocktail meines Lebens waren. Alles hat sich vereint und ist die Basis, auf die ich bauen kann – eine Hilfe zur Selbsthilfe, ein Lebensprogramm für das Wohlgefühl, den Wohlfühlfaktor, der den Sinn des Lebens bedingt. Für dieses Programm gibt es allerdings kein Rezept, das muss schon jeder selbst kreieren. Aber die Fähigkeit, dieses Rezept zu finden und anzuwenden, die trägt jeder in sich. Sie liegt aber nicht an der Oberfläche, man muss schon zu ihr vordringen.

Nachbemerkung zum Vorwort

Eines ist aber wichtig: Es geht nicht darum, sich räumlich zu verändern – nicht jeder kann sein Zuhause, wenn auch nur auf Zeit,
verlassen –, es geht um die innere Distanz, zu der man bereit sein
muss. Denn jedes Verlassen von Gewohntem trägt ein Risiko in
sich. Ein Risiko, das einem Angst machen kann. Große Angst
sogar. Wir sollten lernen, die Veränderung, zu der uns das Leben
immer wieder zwingt, selbst in die Hand zu nehmen. Bevor uns
das Leben diese Macht entzieht und uns unvorbereitet und gna-
denlos ins Ungewisse stößt.

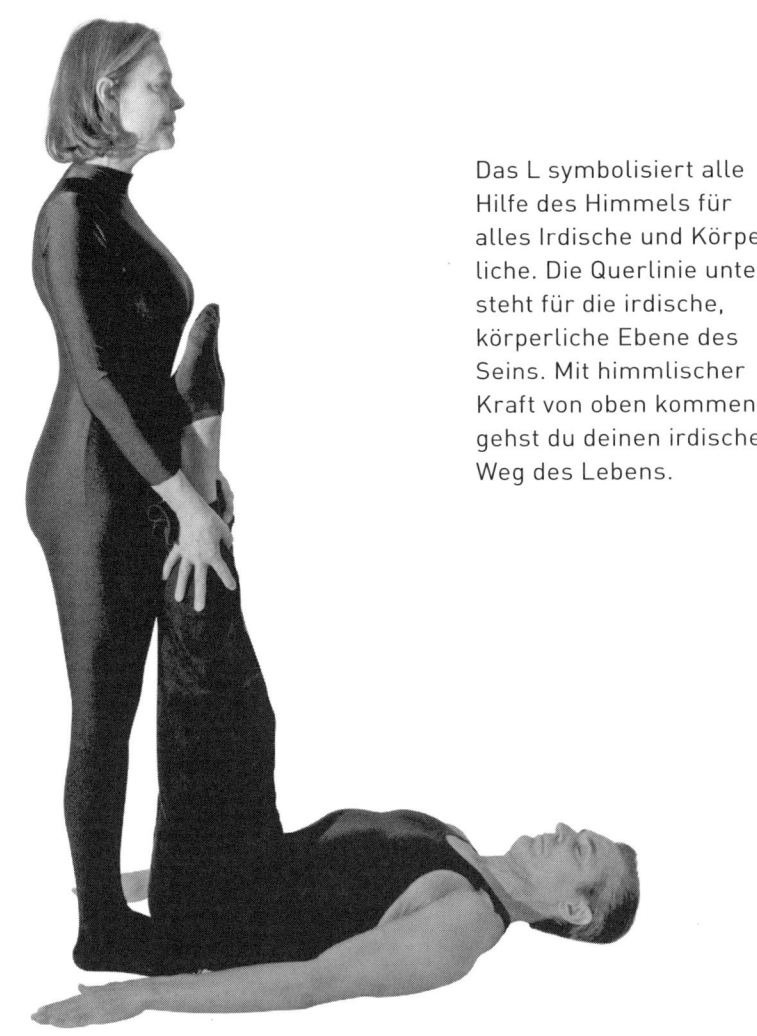

Das L symbolisiert alle
Hilfe des Himmels für
alles Irdische und Körperliche. Die Querlinie unten
steht für die irdische,
körperliche Ebene des
Seins. Mit himmlischer
Kraft von oben kommend
gehst du deinen irdischen
Weg des Lebens.

YOLATES – DIE
BEWEGUNGSPHILOSOPHIE

„Die Welt ist nicht mehr Realität, sondern im Grunde nur schwebende Potenzialität, nicht nur die Möglichkeit, sondern auch die Potenz, also das Vermögen, Realität, das greifbar Seiende, zu schaffen."

Hans-Peter Dürr: Auch die Wissenschaft spricht nur in Gleichnissen

Namentlich ist Yolates eine Kombination von Yoga und Pilates. Inhaltlich ist es weit mehr als das. Es ist das Zusammenspiel von Körper und Psyche. Der Körper liefert die Information, die der Geist verarbeitet. Jedes Körpergefühl wird im Gehirn formuliert. Praktisch ist Yolates eine Lebensphilosophie mit sofort fühlbarem und sichtbarem Nutzen für den Anwender. Normalerweise glaubt man, dass alles, was man denkt, im Gehirn entsteht, alles, was man weiß, aus dem Verstand kommt und alles, was entsteht, geschaffen wird, ein Produkt der Gedanken ist. So hat es die Natur eingerichtet.

Yolates folgt diesem natürlichen Weg. Mit Körperübungen werden Probleme gelöst. Oder sogar verhindert. Und zwar Probleme jeder Art und Größe. Von Verspannungen bis Übergewicht. Von Alltagssorgen bis Lebenskrisen. Und das in jedem Alter, denn die Entwicklung der eigenen Persönlichkeit ist geschlechts-, berufs- und altersunabhängig. Jeder bekommt mit Yolates viele Werkzeuge in die Hand, mit denen er das reparieren oder vermeiden kann, was den Lebensablauf und das Wohlgefühl in Unordnung bringt. Yolates braucht dabei gar nicht viel Zeit, um seine Wirkung zu zeigen. Der Erfolg ist in kleinen Schritten sofort spürbar. Schon nach dem ersten Termin, nach den einfachsten Übungen, erkennt man, wie man Yolates einsetzen, in den Alltag einbauen und für sich nutzen können. Das verändert das Leben.

Verantwortung

Der Mensch wird mit vielen Gaben geboren. Eine davon ist die Fähigkeit zu fühlen. Was aber fehlt, ist das Wissen, wie man mit seinen Gefühlen umgehen soll. Man muss erst lernen, wie man Wohlbefinden erreicht. Und dazu muss man verstehen: Je weniger man seine Gefühle von äußeren Umständen abhängig macht, desto mehr Kontrolle hat man über sein Leben. Durch diese Selbstkontrolle erlangt man aber auch Freiheit. Und die zu leben bedeutet, Verantwortung zu übernehmen.

Verantwortung dafür, was man sagt, tut und letztlich für alle Entscheidungen, die man trifft. Nur so hat man sein Schicksal selbst in der Hand. Auch bei den Körperübungen geht es um Verantwortung. Sie beginnt da, wo es darum geht, wie sehr man sich auf sie einlässt. Wie sehr man die Grundpfeiler von Yolates – richtige Atmung, Konzentration, fließende Bewegungen, Achtsamkeit – verinnerlicht und befolgt. Und Verantwortung bedeutet in diesem Zusammenhang auch, dass man ein Gespür dafür bekommt, wie weit man gehen kann, ohne dem Körper zu schaden. Jeder entscheidet für sich selbst, wo seine Grenzen sind und wie weit man gehen kann, ohne sich dabei an anderen zu messen.

Aber Ausnahmen bestätigen die Regel. Manchmal ist es daher auch gut und vielleicht sogar notwendig, die Verantwortung aus der Hand zu geben. Man muss nur einschätzen können, wem man wie viel geben kann. Dann behält man trotzdem die Kontrolle. Die Körperübungen erfolgen unter Anleitung und man vertraut darauf, dass man richtig geleitet wird. Die Bewegungen und Übungen muss man selbst durchführen. Dabei darf man nicht vergessen: Die Haltung, mit der man durchs Leben geht, sitzt im Geist. Aber der Körper macht sie sichtbar. Beides ist nicht voneinander zu trennen. Und so wird die Körperhaltung zur Geisteshaltung.

Potenziale

Yolates ist eine Methode zur Entfaltung des eigenen Potenzials. Mit Potenzial ist hier gemeint: die Fähigkeit, etwas zu erlangen. Wir müssen im Leben lernen, uns dahingehend zu entwickeln, dass wir liebes-, glücks-, erfolgs-, trauer- und problemfähig werden. Grundsätzlich ist diese Fähigkeit jedem gegeben. Wir tragen alle ein großes Potenzial in uns, das man auch als göttlichen Wesenskern bezeichnen könnte. Dieses Potenzial ist aber oft nicht fassbar, behindert durch Fehler, die wir gemacht haben, durch persönliche Misserfolge, Unwissenheit, Missverständnisse und übersteigerte Erwartungen.

Es ist schmerzhaft, wenn man seine Fähigkeiten nicht entfalten, sein Potenzial nicht ausschöpfen kann. Oft ist die Angst stärker als die Klarheit und der Mut zum kalkulierbaren Risiko. Es gilt also, dieses Potenzial wieder freizuschaufeln. Das ist nichts anderes als das Auflösen von Blockaden und das Ausschöpfen seines Potenzials, das alles beinhaltet, um sein Leben mit allen Fähigkeiten und Möglichkeiten, die einem zur Verfügung zu stehen, zu führen. Schön, dass man den Umgang mit diesen Fähigkeiten, die in einem schlummern, erlernen und sich das Leben erleichtern kann. Zu oft bleiben sie durch mangelndes Training oder Unverständnis ungenutzt oder unterentwickelt.

Der deutsche Psychiater und Philosoph Karl Jaspers vertrat die Auffassung, dass sich das Leben in einer Ordnung befinden muss, wenn es nicht in Zerstreuung verloren gehen soll. Es muss im Alltag von einem Umfassenden getragen sein. Es muss einen Zusammenhang gewinnen im Aufbau von Arbeit, in der Erfüllung und in hohen Momenten. Und es muss sich in der Wiederholung vertiefen. Am Körper arbeiten wir am Aufbau von Muskeln. Die Dehnung schafft den Raum für Erfüllung. Hohe Momente erleben wir nach der An- und Entspannung als Sensation im Körper. Und die Wiederholungen vertiefen diese Erfahrungen, die dann zum Bewusstsein werden.

Yolates ist eine Form der Körper-Seelen-Arbeit, die hilft, mehr Verständnis für die Ausdrucksweise des Körpers zu entwickeln, ihm zuzuhören und sich selbst näherzukommen. Es unterstützt dabei, die Kraft des Körpers zu nutzen, um über die Bewusstwerdung des körperlichen Ausdrucks die Seele zu befreien. Und zwar speziell dort, wo Erklärungen und Diagnosen fehlen. Man kann lernen, es dem Körper zu überlassen, psychische Konflikte aufzulösen und jene Kanäle zu öffnen, die man mit dem, was verdrängt wurde, verstopft hat. Das Konzept dahinter: Wenn man an körperlichen Knoten arbeitet, sie aufdehnt und schließlich löst, entwirrt man auch die Knoten in der Seele. Und je mehr man dem Körper anvertraut, desto mehr Vertrauen gewinnt man zu sich selbst. Bis es möglich wird, psychische Erregungen adäquat zu verarbeiten.

Bei der Arbeit mit dem Körper kann man die Auflösungs-Verantwortung fürs Erste an ihn abgeben und sich selbst aus der Grübelfalle befreien. Man muss sich nicht aktiv und geistig mit Problemen beschäftigen, die sich rational sowieso nicht lösen lassen und auch nicht einfach wegzudenken sind. Man kann sich aus sich selbst entlassen und sich dadurch selbst entlasten.

DAS ICH – DAS SELBST – DAS EGO

„Das Ich-Gefühl gehört zur Person, zu Körper und Verstand. Wenn ein Mensch sein wahres Selbst zum ersten Mal erkennt, erhebt sich auch etwas anderes in der Tiefe seines Wesens und ergreift von ihm Besitz. Dieses andere ist hinter dem Verstand, es ist unendlich, göttlich, ewig. Einige Leute nennen es das Königreich des Himmels, andere nennen es die Seele, wieder andere Nirvana, und die Hindus nennen es Befreiung. Man mag es nennen, wie man will. Wenn das geschieht, hat der Mensch sich selbst nicht verloren, er hat sich vielmehr selbst gefunden."

Ramana Maharshi, In: Große Meister Indiens, Jyotishman Dam (Hrsg.)

„Die Welt ist nicht da, um verbessert zu werden. Auch ihr seid nicht da, um verbessert zu werden. Ihr seid aber da, um ihr selbst zu sein. Ihr seid da, damit die Welt um diesen Klang, um diesen Ton, um diesen Schatten reicher sei. Sei du selbst, so ist die Welt reich und schön! Sei nicht du selbst, sei Lügner und Feigling, so ist die Welt arm und scheint der Verbesserung bedürftig."

Hermann Hesse, Politische Betrachtungen, Gesammelte Werke Bd. 10

Dem praktischen Yolates liegen das philosophische Vom-Ich-zum-Selbst-Konzept und die Überwindung des Egos zugrunde. Zum Selbst muss man vordringen, das Ich ist man, und das Ego kann man werden, wenn das Ich aus der Mitte gerät. Mit dem Selbst werden wir geboren. Es ist das Wesen, das der Mensch in seinem tiefsten Inneren ist. Es ist zeitlos, aber nicht statisch. Es entwickelt und verändert sich. Es ist jener Teil, von dem der Mensch weiß: Das bin ich. Egal ob er zwanzig, fünfzig oder achtzig Jahre alt ist. Selbst wenn er im Laufe des Lebens sein Denken und Aussehen ändert und andere Dinge macht.

Im Ich befinden sich alle Gedanken, Wahrnehmungen, Wünsche, Vorlieben, Gefühle, Erinnerungen, Hoffnungen, Lebenskonzepte und dergleichen. Es entwickelt sich im Laufe der Jahre – ist also durch die Lebenszeit begrenzt. Das Ich ist gekennzeichnet von den verschiedenen Rollen, mit denen man sich identifiziert. Es sind auch alle Fähigkeiten, Kompetenzen, Einstellungen und Verhaltensmuster, die sich durch die Lebenserfahrung gebildet haben. Es ist die Grundlage für die Entwicklung und gewährleistet und fördert – oder hindert – die Sicherheit und Integrität. Durch das Ich erkennt man die eigenen Bedürfnisse und wie man sie befriedigen kann.

Das Ego kommt ins Spiel, wenn sich das Ich aus seiner Mitte entfernt hat. Dann erfolgt der innere Antrieb nicht mehr durch das Ich, sondern wird vom Ego geleitet. Es kommt zu einem krankhaften Ich-Verständnis. Zur Egomanie. Zur Egozentrik. Zeichen dafür sind: Wenn man sich selbst dann anstrengt, wenn keine Leistung notwendig oder gefragt ist. Wenn man versucht, es allen recht zu machen und deshalb irgendwann erschöpft und frustriert ist. Wenn man mit mehr Qualitäten prahlt, als man hat. Die Fähigkeiten werden dazu genutzt, im übersteigerten Maße bestimmte Bedürfnisse in Szene zu setzen.

Stellt man sich das Leben als eine Waage vor, so liegt in jeder Schale ein Extrem. Zum Beispiel heiß und kalt. Leben selbst ist nicht denkbar bei 60 Grad Hitze oder 60 Grad Kälte. Irgendwo dazwischen liegt die lebbare Temperatur. Also in einer Balance. Das Ego schwankt zwischen den Gegensätzen hin und her. Wie zum Beispiel zwischen Nähe und Distanz, Anspannung und Entspan-

nung, Dienen und Herrschen, Führen und Folgen. Es findet nicht
das ruhende Gleichgewicht. So werden Entscheidungen immer
aus einem Extrem heraus getroffen, die das Handeln beeinflussen
und eine nicht enden wollende Fehlerquelle darstellen.

Das Ich spricht aus dem Körper. Um mit dem Ich in Verbindung
zu bleiben, ist es wichtig, seinen Körper zu kennen und zu fühlen,
Signale zu erkennen und einzuordnen. Solange man nur äußere
Ursachen für Probleme wahrnimmt und versucht, sie rein intel-
lektuell zu lösen, wird man Schuldige suchen und die Verantwortung abgeben. Damit gibt man aber auch Lösungsmöglichkeiten
aus der Hand. Und man befindet sich in einem Abhängigkeitsver-
hältnis, auf das man keinen Einfluss hat. Hier beginnen der Stress
und die Hektik. Man funktioniert für die anderen und hört auf,
selbst zu leben. Das bedeutet: Solange man versucht, die Probleme nur von außen zu lösen, sitzt man in der Problemabteilung
fest. Erst wenn man seinen Körper fühlen und die Signale erkennen kann, kommt man in die Abteilung für Lösungen. Aber alles,
worauf es ankommt, beginnt beim Selbst. Selbst-Achtung, -Liebe,
-Verständnis, -Erkenntnis, -Heilung. Das Verständnis dafür, dass
alles in uns liegt – sowohl die Entstehung von Problemen als
auch deren Lösungsmöglichkeit – hält das Ich in Balance und
die Verbindung mit dem Selbst aufrecht. Nur so können wir die
Lösungen des Lebens finden, den Sinn spüren und das eigene
Ziel erkennen.

Yolates ist der praktische und somit fühlbare und umsetzbare Teil
des Weges dorthin. Durch bewusste Arbeit mit dem Körper lernt
man ihn überhaupt erst kennen. Bei geführten Körperübungen,
abgestimmt auf die persönlichen Möglichkeiten und das Befinden,
erfährt man zunächst, wo die Kraft- und Dehnungszentren liegen.
Besondere Bedeutung hat die Atmung, die als lebensnotwendiges
Werkzeug richtig eingesetzt wird. Egal in welcher Körperhaltung

man sich befindet – die Atmung bestimmt die Geschwindigkeit und damit auch die notwendige Langsamkeit, um Signale zu erkennen. Und das nicht nur in der Übungsstunde. Denn bald überträgt sich diese Achtsamkeit als Selbstverständlichkeit auf das gesamte Leben. Sei es bei einem Vorstellungsgespräch, bei einer Prüfung, bei erziehenden Maßnahmen, bei einem Streitgespräch, bei der eigenen Disziplin. In allen Situationen im Leben, in denen man entscheiden muss, in jeder Minute ist man mit einer möglichen Veränderung konfrontiert. Eingeübte Verhaltensweisen, die sich völlig verselbständigt haben, werden zu großen Hindernissen und führen zu einer Betriebsblindheit im Dasein, die einen bald in einen Zustand treiben können, der irgendwann Burn-out heißt. Mit Yolates kann man das verhindern.

Die Einheit von Körper, Geist und Seele

Was wir im Leben erfahren, lernen, reflektieren und wünschen, geht über den Körper. Er ist der erste Ansprechpartner für die Psyche. An ihm erfahren wir alles, was wir schließlich im Geist – mit den Gedanken umsetzen. Jedes Gefühl ist erst einmal ein Körpergefühl und wird im Kopf aufgrund von Erfahrungen interpretiert und kehrt in dieser veränderten Form wieder in den Körper zurück.

Jeder Mensch hat eine andere Art zu arbeiten und zu leben – seien es Unterschiede in der Form oder der Geschwindigkeit – eine andere Art, an Probleme heranzugehen. Ja, selbst die Probleme entstehen bei jedem Menschen auf eine andere Weise und haben unterschiedliche Ursachen und Auswirkungen. Und so reagiert auch der Körper unterschiedlich. Jede Situation, aus der man etwas lernen kann, sollte man bewusst wahrnehmen. Das bedingt den Willen zur Reflexion. Besonders in Situationen, in denen man nicht weiterweiß, oder wenn Fehler passiert sind, sollte man ganz genau hinsehen. Die Lebensqualität wird durch die Integration des Erlebten stark beeinflusst. Krankheiten seelischer und körperlicher Art können sich bessern oder verschlechtern. Versucht man, alles mit dem Kopf zu steuern, landet man in der allseits bekannten Kopflastigkeit. Der Körper fühlt – und diese Gefühle werden von Gedanken interpretiert und so ungefiltert wieder in den Körper zurückgesandt.

Das Wunder Mensch körperlich erkunden, seinen eigenen Lebensweg wählen und gehen: Das ist das Ziel von Yolates. Wie das Gehirn seine Windungen im Laufe des Lebens zeichnet, so lehrt einen der Körper auch ein Leben lang, wie man wachsen und lernen kann. Im Geist formulieren sich die Empfindungen. Sie werden zu Gedanken, die wiederum die Empfindungen lenken, und kehren zurück in den Körper, wo sie – wie im Gehirn – eine Weisheitskerbe als abrufbares Körpergefühl hinterlassen.

Yolates bedeutet, den Prozess des Lernens und Wachsens im Leben mitzugehen, ohne sich gegen die natürlichen Wandlungen zu wehren. Denn der Körper verändert sich. Einstellungen und Verhaltensweisen verändern sich. Genauso auch Fähigkeiten – psychische, physische und rationale.

Man lernt, Dinge loszulassen und andere Perspektiven in sein Denken miteinzubeziehen. Das Leben lehrt uns, dass es immer mehrere Sichtweisen und vor allem viele Lösungsmöglichkeiten gibt. Wir versuchen die Veränderungen immer nur mit dem Kopf zu bewerkstelligen. Tatsächlich aber nehmen die Probleme im Körper ihren Ursprung und sind erst einmal auch dort aufzulösen.

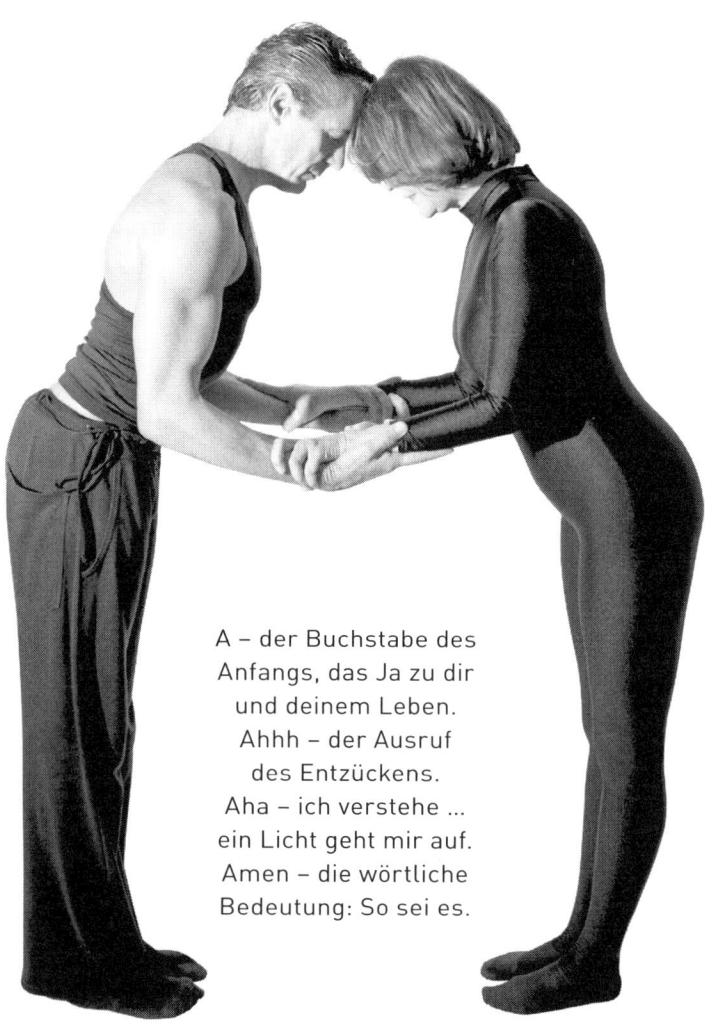

A – der Buchstabe des
Anfangs, das Ja zu dir
und deinem Leben.
Ahhh – der Ausruf
des Entzückens.
Aha – ich verstehe ...
ein Licht geht mir auf.
Amen – die wörtliche
Bedeutung: So sei es.

WAS YOLATES KANN

„Die kleinste Bewegung ist für die ganze Natur von Bedeutung; das ganze Meer verändert sich, wenn ein Stein hineingeworfen wird."

Blaise Pascal, Gedanken

Jedes Gefühl und jede psychische Erregung, die nicht adäquat verarbeitet wird, lagert sich im Körper ab. Das Hirn mag ein guter Verdränger sein, aber der Körper vergisst niemals. Er speichert alle seelischen Befindlichkeiten und Emotionen ab wie auf einer Festplatte, und zwar in Form von Verspannungen, Verhärtungen, Verkrampfungen, Erschöpfungszuständen.

Über Tage, Monate, manchmal auch Jahre kann einen der Körper schmerzhaft daran erinnern, dass es da etwas gibt, mit dem man nicht fertig geworden ist. Noch nicht. Der Druck, der auf einem lastet, zeigt sich vielleicht als Schmerz in der Schulter. Runtergeschluckte Wut grummelt im Magen weiter. Die Hände, mit denen man etwas Unangenehmes fernhalten will, sind mit einem Mal kraftlos. Am Mund, der nicht aussprechen kann, was einen bedrückt, bildet sich ein Ekzem. Die Augen, die nicht sehen wollen, was eigentlich vor sich geht, kann man in der Nacht nicht schließen. Und am Morgen bekommt man sie kaum mehr auf.

Der Körper ist der beste Therapeut

Natürlich speichert der Körper auch positive Gefühle ab. Diese sollte man, wenn sie auftreten, in Form von gutem Körpergefühl verinnerlichen. Man kann sie also abrufbar machen.

Solche Zustände sind rational kaum zu verstehen und zu erklären. Weder von uns selbst, die wir die eigentlichen Ursachen verdrängt haben, noch von der Medizin, die nach körperlichen Ursachen sucht, aber nur Symptome findet. Kein Wunder. Schließlich ist es ja die Seele, die leidet und die den Ausdruck dieses Schmerzes lediglich an den Körper und alle seine Teile delegiert hat. Die Medizin hilft sich, indem sie sagt, diese Leiden seien psychosomatisch. Wie praktisch. Aber oft fühlen sich die Betroffenen dadurch nicht nur als eingebildete Kranke stigmatisiert, sondern warten auch meist jahrelang vergebens darauf, dass ihnen geholfen werden kann.

Dabei gibt es da einen Arzt, dem wir uns bedenkenlos anvertrauen können: unseren Körper. Auf den ersten Blick mag es paradox erscheinen, sich gerade an den zu wenden, dem es womöglich gar nicht so gut geht. An den, der Hilfe braucht. Aber: Der Körper hat das Leiden ja nur stellvertretend übernommen. Er hat es getan, weil er die Kraft und die Ausdrucksmittel dafür hat. Und weil er mit allem ausgestattet ist, was er zur Heilung braucht. Man muss nur wissen, wie man den Prozess in Gang setzt.

Alles hängt zusammen

Der Streit um die Einheit von Körper und Geist ist ein nie enden wollender. Heute beschäftigen sich bereits viele wissenschaftliche Richtungen damit, sei es in der Philosophie, Psychologie, Medizin, Biologie und Neurobiologie, um einige Gebiete zu nennen. Die einen wollen Körper und Geist zerreißen, die anderen zusammenschweißen.

Dennoch: Erkenntnisse, die aus Erfahrungen und Beobachtungen am eigenen Körper entstehen, haben eine Richtigkeit, die nachvollziehbar ist. Man kann vieles schreiben, noch mehr lesen, einiges verstehen und auch als einleuchtend empfinden. Was aber macht es dann immer noch so schwierig, das Ganze ernst zu nehmen? Es ist die Umsetzung. Die Umsetzung der vielen einleuchtenden Weisheiten, die man an sich selbst spürt und einordnet. Und doch gibt es kein Allgemeinrezept. In letzter Konsequenz muss jeder für sich den richtigen Weg finden.

In einer interdisziplinären Vortrags- und Seminarreihe kamen Wissenschaftler aus Philosophie, Neurobiologie und Psychologie überein, dass es mehr als Verstand, nämlich auch Körper und damit verbundene Gefühle braucht, um als individueller Mensch und als soziales Wesen in Gemeinschaften zu wachsen. Nach dem Neurobiologen Gerald Hüther funktioniert kein Gehirn ohne Körper. Denn Denken und Gefühl sind mit Körper und Handeln unmittelbar verbunden.

Eine ganzheitliche Arbeit mit dem Körper bedeutet in erster Linie Arbeit an sich selbst. Körperhaltungen, die ein Mensch aufgrund von Bewegungsmustern, Gedanken und Lebenseinstellungen angenommen und verinnerlicht hat, üben Einfluss auf beide Ebenen aus, auf Physis und Psyche. Die Auseinandersetzung mit dem Körper ist eine Bewusstwerdung und führt zu einem neuen Verständnis für den eigenen Leib. Man kann damit nicht nur gesundheitlichen Problemen vorbeugen, sondern falsche Strukturen auflösen und neue Verhaltsweisen erlernen und verinnerlichen.

Die Zeit, in der wir leben, trägt stark zu einer inneren Unruhe und Zerrissenheit bei. Ein technisierter Lebensstil hat sich durchgesetzt. Stress und hohe Anforderungen führen einen immer weiter weg vom inneren Kern. Vom Wesentlichen sozusagen. Von dort, wo die Waage ausbalanciert ist. Der Lebensstil ist angepasst, aber gleichzeitig glaubt man, je mehr man sich von den anderen unterscheidet, also je besser, schöner, reicher, erfolgreicher man ist, desto individueller ist man.

Alles, was auf der psychischen Ebene eine Veränderung hervor-
ruft, wirkt im Körper. Und jede körperliche Reaktion wirkt auf die
Psyche. Das heißt, die persönliche Lebensgeschichte findet sich
im Körper wieder. In allen Zellen. Etwas sitzt in den Knochen und
wird festgehalten von verspannten Muskeln. Gefühle, Gedanken,
Handlungen – ausgeführte oder unterlassene –, seelische Verlet-
zungen, Kränkungen, traumatische Erlebnisse. Alle Erfahrungen,
vor allem die verdrängten, setzen sich im Körper ab. So entstehen
Bewegungsmuster und Schonhaltungen, die gleichzeitig zu Fehlhaltungen führen. So wird verständlich, wie sehr die Körperhaltung Einfluss hat auf die inneren Einstellungen.

Man kann den Körper als Bühne, als Schauplatz des Lebens bezeichnen. Alles, was man empfindet und erlebt, spürt man im
Körper, auch elementare Gefühle wie Wut, Angst, Ärger, Trauer
und Freude. Alle Ereignisse hinterlassen Spuren, und manche
davon schlagen tiefe Kerben in das Körperbewusstsein, was
allerdings für das Gehirn unbewusst ist. Auch wenn man dann oft
Dinge sagt, wie: Das werde ich nie mehr tun. Oder: Von jetzt an
werde ich dieses und jenes ändern. Oder auch: Das passiert mir
nie wieder.

Körperarbeit-Spezialist und Buchautor Deane Juhan nennt es die
neue Droge: Bewusstheit.

„Was wir ... wissen ist, dass Bewusstheit die Chemie,
die Struktur und die Funktion des Organismus auf
vielen Ebenen verändern kann. Effiziente Berührung
(und Körperarbeit) ist ein konkretes und sehr prakti-
sches Mittel, Empfindungen hervorzurufen, die unserem Gehirn mehr Informationen zukommen lassen,
die unsere Vorstellungen über unsere aktive Beziehung zu unseren biologischen Prozessen langsam

verändern, die uns eine größere Anzahl intelligenter Möglichkeiten vorschlagen, die uns direkt zu gesünderen Verhaltensmustern führen können. Es ist die Kunst dieser subjektiven Wahrnehmung, uns unsere unterbewussten Muster und Neigungen bewusst zu machen. Dies ist der Schlüssel, einen willentlichen Zugang zu unseren autonomen Funktionen zu schaffen, die körpereigene Pharmakologie zu mobilisieren, unsere Abwehr und Heilungskräfte zu stimulieren ..."

Deane Juhan, Die Wissenschaft der Berührung: Körperarbeit und ein neues Paradigma des Gesundheitswesens, Übersetzung: Eva Maria Willach

Die Bewusstmachung des eigenen Lebensstils, auch im Hinblick auf den eigenen Körper, wird zu einem Zusammenspiel feinster Kräfte, welche die Körperrhythmen harmonisieren. Das wirkt stärkend auf das Immunsystem und fördert die Regenerationsfähigkeit. Mit mehr Energie, größerer Ausgeglichenheit und einem neuen Gefühl von aufrechter Körperhaltung gibt man der Spontaneität, Kreativität und der Lebensfreude neuen Raum.

DER MENSCHLICHE KÖRPER

„Wenn sich das Gewahrsein für den Körper öffnet, neigen wir weniger dazu, uns im Kopf zu verlieren, und lassen uns vom Wandel mentaler Bedingungen und Zustände nicht mehr so leicht verwirren [...]. Wir beginnen, Gedanken und Geisteszustände mit unseren gesamten Organismus zu erfahren. Fühlen und Denken werden so zu dicht beieinanderliegenden Aspekten eines einzigen Prozesses."

Stephen Levine, Schritte zum Erwachen

Der Körper ist der Ursprung allen Lebens und damit unweigerlich mit unserem Sein verbunden. Es kommt in erster Linie nicht darauf an, was man mit oder für ihn tut. Sondern darauf, wie man es tut. Und um das Bestmögliche zu tun, muss man den Körper kennenlernen.

Der Mensch ist das einzige Lebewesen, das auf die Welt kommt, ohne sich selbstständig fortbewegen zu können. Die ersten Lebensjahre sind deshalb voller Wunder. Man lernt krabbeln, sitzen, stehen und gehen. Sobald das funktioniert, wird es zur Gewohnheit, und man achtet nicht mehr weiter auf diese Wunder der Bewegung und Berührung. Durch die Gewohnheit wiederum schleichen sich tausende Fehler ein. Und dann kommt es zu einem Zwiespalt. Das reine Training des Körpers führt oft zu Überbelastung. Und sich gar nicht zu bewegen zu Unterforderung. All das sind Gründe für physische Leiden. Von den psychischen Verdrängungen, Über- und Unterforderungen ganz zu schweigen. Jede Bewegung, jede Berührung löst erst nach ihrem Geschehen eine Reaktion im Gehirn aus. Tut man es automatisch, kommt eine automatische

Reaktion. Alles, was bewusst geschieht, erzeugt eine andere Reaktion. Eine nachvollziehbarere, eine erkennbarere.

Zum näheren Verständnis, welch wichtige Rolle der Körper spielt, möchte ich hier nochmals einen Auszug von Deane Juhans „Die Wissenschaft der Berührung" bringen:

„…. Nicht nur die Knochen sind es, die die Muskeln und andere Organe halten, sondern es sind die Muskelkräfte, die sie allesamt halten … Wenn es nicht gelingt, sämtliche Teile und Mengen gut organisiert im Feld der Schwerkraft zu halten – Schwerkraft: Die Zugkraft nach unten betrifft jedes Molekül unseres Seins, sie ist eine ständige Herausforderung an Form und Position jeder einzelnen Struktur in uns und an unsere allgemeine Haltung – dann erhöhen sich die Muskelanstrengungen dramatisch. Dies kann zu wesentlichen Schädigungen führen …

Eine ständige Kontraktion der Muskeln entzieht dem Körper eine unproportional große Menge Sauerstoff und Glukose … da die Biochemie der Muskelkontraktion auch noch Kalzium und andere Spurenelemente benötigt, beginnen überarbeitete Muskeln den Körper seiner Reserven zu berauben … Wenn Muskelzellen kontrahieren, werden sie kürzer und dicker. Das bedeutet, dass sie ganz dicht nebeneinander rücken. Wenn diese Kontraktion anhält, dann drücken die Muskelkörper kleine Arterien, Venen und Kapillaren ab, die sie versorgen. Die Muskelzellen, die also am härtesten arbeiten, schneiden sich selbst von ihrem eigenen Nachschub ab und erhöhen ihre Ermüdung … diese arbeitenden Zellen produzieren Stoffwechselabfälle, chemische Substanzen, die sauer, irritierend und giftig sind … Mit der Zeit werden septische Flüssigkeiten alle möglichen Zwischenräume füllen … ihre Giftigkeit verur-

> sacht Schmerz, der weitere Muskelverspannungen auslöst. Irgend-
> wann können einige der betroffenen Muskelzellen diese chemische
> Umwelt, die sie selbst kreieren, nicht mehr ertragen und sterben
> ab. Narbengewebe ersetzt diese Zellen, was den Muskelkörper
> schließlich fibrös macht, seinen Bewegungsspielraum einschränkt
> und ständige Ursache für Unbehagen und Fehlfunktion ist ..."

Der Körper besteht nicht nur aus Muskeln, Knochen und Organen,
sondern, wie man vielleicht weiß, zu achtzig Prozent aus Flüssig-
keit, hauptsächlich aus Wasser. Es ist ein System, das ständig
zirkuliert. Selbst die Flüssigkeiten in Kompartimenten – also die
Flüssigkeiten bestimmter Räume, wie zum Beispiel das Kammer-
wasser des Auges – unterliegen einem, wenn auch sehr lang-
samen Fluss. Sie werden an bestimmten Stellen gebildet und an-
dernorts wieder aufgenommen. Alles steht in Bezug zueinander.
Und nur eine Bewegung, eine Berührung verändert etwas im gesamten System. Je besser man dieses System kennt, desto mehr
Einfluss hat man auf sein Wohlbefinden.

Dieses bewusste Erleben setzt ein Kennen des Instrumentariums
voraus.

Und das heißt Körper. Zwei Dinge sind notwendig: Selbstwahrneh-
mung und der Wille, aktiv an der eigenen Entwicklung teilzuneh-
men. Alles hat seinen Ursprung im Körper und wird durch den
Geist formuliert. Die Anatomie ist einordenbar. Die chemischen
Prozesse jedoch sind unzähligen Variablen unterworfen, die bei
jedem Menschen anders sind.

Der Körper hat seine eigenen Wege zu denken. Wenn die Kanäle
verstopft sind, kommt es zu Stauungen, Verspannungen, Schmer-

zen, Krankheiten. Und hier kommen wir zu einem gängigen Phänomen: Der Körper wird meist erst dann zum Thema, wenn etwas nicht mehr so läuft, wie man sich das wünscht. Wenn er sich durch Schmerzen bemerkbar macht oder durch den Alterungsprozess oder durch Unförmigkeiten nicht mehr so aussieht, wie man sich das erwartet. Kurz gesagt: Wenn der Körper an seine Leistungsgrenzen kommt und das Wohlbefinden nicht mehr vorhanden ist. Die Verfassung des Körpers hat immer auch mit der Verfassung des Geistes zu tun. Im gesunden Zustand kann man sich freuen. Bei Krankheit kann man etwas lernen.

Das setzt eine Bewusstheit voraus, die es zu erkennen und zu verinnerlichen gilt. Man spricht auch von einer Körperkultur, die sich darin versteht, sich selbst zu beherrschen und seinen Schwächen zu begegnen. Es geht in erster Linie um die Aufmerksamkeit, die zu einem neuen Körperbewusstsein führt. Nicht nur die Leistung und das Erscheinungsbild sind entscheidend, sondern auch die Funktionalität. Das Ziel ist es, im Rahmen des eigenen naturbedingten Potenzials zu arbeiten und zu leben. Das ist kein feststehendes Ziel, sondern permanente Entwicklung. Ein Prozess, in dem man sich flexibel einzufügen lernt. Man sollte seinen eigenen Körper immer so nutzen, damit er für weitere Aktionen gut funktioniert.

Das Schema und das Bild

Die Definitionen vorab. Das Körperschema – der Ausdruck stammt von den britischen Neurobiologen Sir Henry Head und Gordon Holmes (1911) – ist der körperliche Aspekt der menschlichen Identität. Zählt man im Allgemeinverständnis den Namen, das Geschlecht, die Werte, die Einstellungen und die gesellschaftliche Rolle eines Menschen zu den Merkmalen seiner Identität, wird der Identitätsbegriff mit dem Körperverständnis erweitert. Er ist nicht allein durch die Sprache und den Intellekt verifizierbar, sondern auch durch Körpergefühle und Bewegungsmechanismen, durch Haltung und das Gefühl, den Körper zu beherrschen.

Das Körperbild – dieser Ausdruck stammt vom österreichisch-amerikanischen Neurobiologen Paul Schindler (1935) –, stützt sich auf Empfindungen, Erfahrungen, Denkprozesse, Selbstwertgefühl, Vorstellung von dem, was andere über einen denken, Stimmungen und Verhaltensweisen. Es wird ihm eine kognitiv-emotionale Kraft mit starkem Einfluss auf die Persönlichkeitsentwicklung zugeschrieben. Das Körperbild ist die bewusstere Wahrnehmung des eigenen Körpers.

Das Körperbefinden wird durch die Art der Körperarbeit gelenkt und beeinflusst. Macht man sich sein Körperschema bewusst und speist es mit neuen Informationen, kann ein neues entstehen. Somit greift man in die Persönlichkeitsentwicklung ein.

Geht man davon aus, und so findet es sich zunehmend in der Entwicklungs- und Verhaltenswissenschaft, dass alles Denken und Fühlen auch im Körper stattfindet, eröffnet sich eine neue, wichtige Perspektive zur Entwicklung der Persönlichkeit. Gehirn und Körper befinden sich im ständigen Austausch – sie bedingen einander. Man kann sie nicht mehr getrennt voneinander sehen. Trotzdem leben wir in erster Linie mit unserem Kopf. Die Sinne – und auch die Tiefensensibilität – befinden sich aber im ganzen Körper. Die Tiefensensibilität, auch Propriozeption genannt, gewährleistet die Empfindung von Lage, Haltung und Bewegungen des Körpers im Raum. Ohne sie fehlt dem Menschen die Fähigkeit, sich koordiniert zu bewegen. Wer schon einmal unter Alkoholeinfluss gestanden oder einen Betrunkenen beobachtet hat, weiß, dass einfachste motorische Aufgaben manchmal nur bedingt zu bewerkstelligen sind. Die Sensoren, die das Hirn informieren, sitzen in den Muskeln, Sehnen, Bändern und Gelenken. Sie reagieren in unterschiedlicher Weise auf Druck und Verformung, also passive und aktive Körperarbeit.

Osteopathische Erkenntnisse

Der Körper ist eine Gesamtstruktur, die aus vielen Teilstrukturen besteht, von denen jede bestimmte Eigenschaften hat. Die Strukturen sind Knochen, Sehnen, Muskeln, Nerven, Körperflüssigkeit und Faszien. Die Funktionen sind die verschiedenen Aktionen, die im Körper ausgeführt werden. Ein Muskel kann sich zum Beispiel zusammenziehen und dehnen. So ermöglicht er dem Knochen, sich zu bewegen. Die Zirkulation der Flüssigkeiten ist von großer Bedeutung – Zufluss von sauerstoffreichem Blut zum Gewebe und der Abtransport von giftigen Subtanzen. Sie steuert die Aktivität der Hormondrüsen und des Nervensystems, die Durchblutung, die Herz-Kreislauf-Aktivität, und sie reguliert die Tätigkeit der Nieren und der Leber. Ändert sich die Funktion, ändert sich auch die Struktur. Die Muskeln werden stärker, wenn man sie trainiert. Die Knochen wachsen und können heilen. Der Körper ist veränderbar, genau wie der Geist. Wenn Knochen und Muskeln nicht gebraucht werden, werden sie schwach und verkümmern.

Deshalb wird nicht nur der physische Körper in die Arbeit mit dem Körper einbezogen, auch Gedanken und Emotionen spielen eine entscheidende Rolle. Ob Kraft- oder Ausdauertraining, mentale Fitness oder Ernährung – alles spielt zusammen. Der Körper beeinflusst die mentale Einstellung des Menschen. Er zeigt, was man denkt. Und umgekehrt beeinflusst die Art, wie man mit dem Körper umgeht, schließlich auch die Art zu denken. Der Körper ist also der Ausgangspunkt jeder Emotion, jedes Gefühls. Und in der

Folge verantwortlich für das Verhalten und die Lebenseinstellung. Will man etwas verändern in seinem Leben, beginnt man deshalb beim Körper. Dort ist der Impuls. Nicht im Kopf. Und von dort erst macht er den Weg ins Gehirn. Bedenkt man, dass der Körper alles je Erlebte abspeichert, so wird verständlich, dass Veränderungen auch im Körper ihren Ursprung haben.

Selbstheilungskräfte

Die gewaltigen Fortschritte in der Medizin sind ohne Zweifel beachtenswert. Es ist jedoch gefährlich, blind alles, was die Gesundheit betrifft – in der Medizin in erster Linie die Krankheit – aus der eigenen Verantwortung zu entlassen. Jeder Mensch hat erwiesenermaßen Selbstheilungskräfte, die aber einen Bezug zum Selbst voraussetzen. Die meisten Menschen begeben sich direkt in schulmedizinische Behandlung, ohne auch nur einmal nach einem psychischen Hintergrund ihrer Erkrankung zu suchen. Und wenn sie es doch tun, dann meist nur an der Oberfläche. Die Dinge, die wirklich ausschlaggebend sind, sind dort aber nicht zu finden. Dazu braucht es Tiefgang – in jeder Beziehung. Schnorcheln kann wunderschön sein. Man sieht die Farbenpracht des Riffs – aber es wird immer nur die Oberfläche sein, die man so bewundern kann. Erst wenn man bereit ist weiterzugehen, kann man die Wunder in der Tiefe entdecken.

Forscher postulieren nicht nur einen emotionalen Speicher im Hirn, sondern auch einen Emotions-Gedächtnis-Speicher im Bauch. Es wird als Bauchhirn bezeichnet und steht direkt mit dem limbischen System in Kontakt. Was das Kopfhirn wahrnimmt oder sich einbildet, bleibt auch dem Bauchhirn nicht verborgen. Seit jeher gilt der Bauchraum als emotionales Zentrum. In ähnlichen Situation, also Situation, die wir schon erlebt haben, werden Entscheidungen nicht nur mit dem Intellekt getroffen, sondern auch unbewusst, da viele Informationen und Emotionen über den Körper und seine Reaktionen im Bauchhirn gespeichert sind.

Man spricht auch von einem Gewebsgedächtnis, das physische und psychische Traumata speichert. Bleiben sie ungeachtet dort stecken, führt das früher oder später zu Dysfunktionen, Verspannungen und Schmerzen.

Bewegung

Unser Körper ist ständig in Bewegung. Viele Abläufe passieren ganz unbewusst, sie haben sich automatisiert. Das Gehirn, das Rückenmark und mehr als 650 Muskeln verleihen dem Körper die Fähigkeit der Motorik und diese ermöglicht es, Gedanken in Taten umzusetzen. Die Bewegung macht den Menschen erst lebensfähig. Durch die koordinierte An- und Entspannung der Muskeln werden die gerade Körperhaltung, der regelmäßige Atem, der Herzschlag, die Darmtätigkeit und viele weitere Prozesse überhaupt erst möglich.

Sich den Bewegungsablauf wieder bewusst zu machen, ist deshalb so wichtig, weil viele automatisierte Bewegungen falsch oder schlampig durchgeführt werden. Das beginnt meist beim Atmen und der Art wie man steht, geht oder sitzt. Dynamik, Veränderung, Handeln und Tun heißt Bewegung – und Bewegung ist eines der Grundprinzipien des Lebens.

Der Körper funktioniert als Einheit. Struktur und Funktion stehen in permanenter Wechsel- und Zusammenwirkung. Die Struktur sind hier die Knochen, Muskeln, Sehnen und Organe. Alle hängen direkt oder indirekt durch Faszien zusammen. Faszien sind Bindegewebe, die jede Struktur verbinden und umgeben. Nicht nur Gelenke und Muskeln müssen beweglich sein, sondern auch die inneren Organe. Voraussetzung dafür ist, dass sich die Flüssigkeiten frei bewegen können. Ein stehendes Wasser bricht, ein Bach trocknet aus, wenn keine Bewegung mehr stattfindet.

Jedes Körpergewebe muss ausreichend versorgt und adäquat entsorgt werden. Versorgt mit Nährstoffen und Sauerstoff. Entsorgt werden Stoffwechselprodukte und Giftstoffe. Eine gute Zirkulation ernährt das Leben. Das flüssige System steuert auch die Aktivität der Hormondrüsen und des Nervensystems. Es reguliert die Nieren- und Leberfunktion, den pH-Wert und den Stoffwechsel. Das gesamte Herz-Kreislauf-System und die Durchblutung sind davon abhängig. Die Flüssigkeiten sind also ein wichtiger Kommunikationsweg des Organismus.

Yolates kann durch die Anregung des Blutkreislaufes die Zellversorgung verbessern. Durch die Anregung des Lymphsystems dabei helfen, dass Giftstoffe besser abtransportiert und ausgeschieden werden. Jede Bewegung und jede Berührung bringt die Körperflüssigkeiten in Wallung, massiert und öffnet die einzelnen Nervenverbindungen und Organe. So kommt Leben in den Körper. Und weil alles zusammenhängt, auch in den Geist.

Veränderung

Die Philosophie von Yolates ist, freiwillig etwas zu verändern, bevor man dazu gezwungen wird. Dazu muss man die Ursache für ein bestimmtes Verhalten erkennen. Und das ist nicht so einfach, weil sie oft tief vergraben ist. So geschieht es, dass die Ursache häufig mit einem momentanen Auslöser verwechselt wird. Das führt oft dazu, dass man immer gleich reagiert, einem immer derselbe Schmerz widerfährt, ohne dass man es erklären kann. Es wird immer mehr zur Gewohnheit, äußere Ereignisse und Umstände für sein Leid verantwortlich zu machen.

Wenn es um körperliche Empfindungen geht, sind Ursache und Wirkung allein bei sich selbst zu suchen. Hat man beides gefunden und erkannt, kann man gezielt daran arbeiten. Mit der richtigen Atmung und einfachen Übungen kann man viele Leiden entscheidend mildern. Damit löst sich dann oft auch im Kopf ein Knoten, und man kann klarer über eine Situation urteilen. Erkennen heißt aber nicht nur, Zusammenhänge zu sehen. Vielmehr setzt es psychisch und physisch eine Bereitschaft zur Introspektion voraus. Also eine Bereitschaft, die Ursache für die ureigen erspürte Wirkung bei sich selbst zu finden. Dort kann man ansetzen, eingefahrene Gewohnheiten und Reaktionen wieder zu verlernen und zum Positiven zu verändern.

Bewegung zieht Veränderung nach sich. Alles, was sich bewegt, verändert sich auch. Robert Musil sagt in seinem „Mann ohne Eigenschaften", dass Gefühle im ständigen Fluss sind. Und je genauer man sie beobachtet, desto weniger kann man sie beeinflussen. Denn die Aufmerksamkeit selbst ist schon eine Veränderung des Gefühls. Wenn man dem Körper seine Aufmerksamkeit schenkt, kann sich das Gefühl von selbst verändern. Bewusste Veränderungen, also vom Hirn gesteuerte, machen aber Angst. Der Mensch ist kein Freund von ihnen. Will man die Veränderungen im Leben mit-er-leben, muss man den Körper kennen und dort beginnen. Denn dort ist der erste Impuls. Nicht im Kopf. Im Gehirn beginnt dann die bewusste Handlung durch die Gedanken.

Den eigenen Körper kennenzulernen, nachvollziehen zu können, wie er funktioniert, agiert und reagiert, ist ein wesentliches Ziel von Yolates.

Gewohnheit

Konformität bringt eine gewisse Verlässlichkeit. Auf frühere Erfahrungen, auf alles, was sich über große Zeiträume bewährt hat, kann man sich gewissermaßen verlassen. So eine Konformität schafft auch Autoritäten in Politik, Erziehung, Wissenschaft, im Gesundheitswesen, in der Religion und in sozialen Umgangsformen. Sich diesen scheinbaren Gesetzmäßigkeiten zu unterwerfen und dort zu verharren, gibt vermeintliche Sicherheit. Deshalb wird die Konformität mit aller Macht erhalten, selbst wenn sie schon längst überholt ist. Denn wie heißt es so schön: Das war schon immer so. Oder: Das hat immer funktioniert, das haben wir immer so gemacht. Hier beginnen die meisten Systeme zu erstarren und an der Veränderung zu zerbröckeln.

Zurück zum Körper. Hier sind es ebenfalls die bequemen – weil automatisierten – Bewegungsmuster, die erst dann wieder ins Bewusstsein rücken, wenn etwas schiefläuft. Wenn Schmerzen oder Bewegungseinschränkungen auftreten. Das kann man als körperliche Auswüchse der psychischen Zustände des Menschen bezeichnen. Die Erfahrungen des Einzelnen, die sozialen Lebensumstände, der Gemütszustand, geprägt durch Stress, Angst, Überarbeitung, Unter- oder Überforderung – alles spiegelt sich in Körperhaltungen wider. Und nicht nur das. Wenn ich mich in meinem Körper zu Hause fühle, mich aus der Mitte heraus bewege, dann fühle ich mich leicht und frei.

Je eingefahrener und routinierter man im Leben reagiert, desto mehr Fehler schleichen sich ein. Sie werden zur Gewohnheit – man automatisiert die Art, wie man sich bewegt, wie man Dinge verrichtet. Selbst die Körper- und Geisteshaltung sind das Produkt eines erlernten und nicht hinterfragten Verhaltensmusters.

Dazu muss man sagen: Gewohnheiten erleichtern das Leben oft. Man darf nur nicht vergessen, dass sie sehr einschränkend sein können, weil man nicht mehr wahrnimmt, was und wie man etwas tut. Viele Entscheidungen werden nicht mehr bewusst getroffen, sondern sind automatische Reaktionen. Die Gefahr, die daraus erwächst, ist offensichtlich. Man entscheidet gewissermaßen ferngesteuert. Gewohnheiten sind deshalb so einladend, weil sie bequem sind und ein gewisses Maß an Sicherheit vermittelten. Was bis jetzt funktioniert hat, wird auch weiter funktionieren. Das ist eine gefährliche Lebenseinstellung.

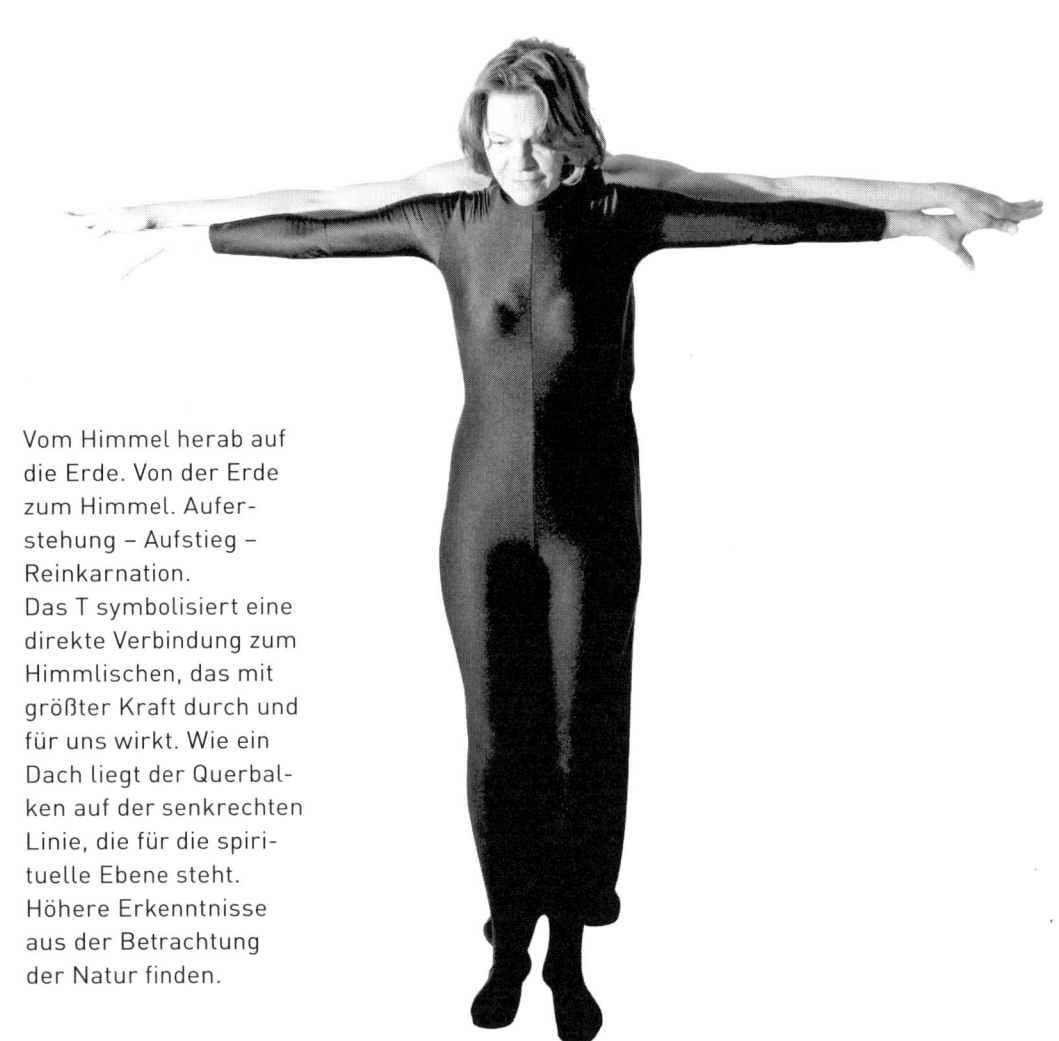

Vom Himmel herab auf die Erde. Von der Erde zum Himmel. Auferstehung – Aufstieg – Reinkarnation.
Das T symbolisiert eine direkte Verbindung zum Himmlischen, das mit größter Kraft durch und für uns wirkt. Wie ein Dach liegt der Querbalken auf der senkrechten Linie, die für die spirituelle Ebene steht. Höhere Erkenntnisse aus der Betrachtung der Natur finden.

YOLATES - SO GEHT'S

„Wie die innere Struktur des Kristalls implizit vorhanden ist, so tragen wir alle ein vollkommenes diamantenes Selbst in unserem Inneren. Es wartet nur auf die Möglichkeit, sich zu bilden. Als Geschenk besitzen wir bereits die Vision, wie wir als Menschen werden können: ein Mensch mit Klarheit, der Strahlkraft und Vollkommenheit eines Juwels."

Robert L. Moore & Douglas Gillette, Der Magier im Mann.
Wege zum inneren Schamanen

Immer mehr Wissenschaftszweige spalten sich ab und werden zu eigenen Disziplinen. So gibt es zum Beispiel die Entwicklungs- und Verhaltenswissenschaften, die zu der Erkenntnis gekommen sind, dass alles Denken und Fühlen des Menschen verkörpert ist. Hirnforscher bestätigen die Bedeutung von Körperempfindungen und deren Auswirkungen auf das Gehirn sowie auf die von ihm gesteuerten Prozesse. Und wie bereits erwähnt, sagt der Neurobiologe Gerald Hüther, „..... dass kein Gehirn ohne Körper funktioniert, denn Denken und Gefühl sind mit Körper und Handeln unmittelbar verbunden ..."

Tatsächlich findet sich eine reichhaltige Literatur, die auf entsprechende Zusammenhänge hindeutet. So hat man herausgefunden, dass das Nachdenken über eine Tätigkeit in der Tat neuronale Aktivitäten in jenem Gebiet des motorischen Kortex auslöst, das an der eigentlichen Ausführung der jeweiligen Tätigkeit beteiligt ist. Wenn man also daran denkt, wie man durch die Natur spaziert, meldet sich der Teil des Gehirns, der den Beinen sagt, dass sie sich bewegen sollen. Die Annahme einer gemeinsamen neuronalen Grundlage von Verhalten, Erfahrung und Denken führt dann auch zu einer klaren Position:

„Es gibt keinen Verstand, der unabhängig vom Körper ist, und es gibt keine Gedanken, die unabhängig von Körper und Gehirn existieren."

G. Lakoff & M. Johnson: Philosophy in the Flesh

Das Ziel von Yolates ist, den eigenen Körper wieder spüren zu lernen und seine Signale richtig zu deuten. Dieses Körperempfinden kann man kultivieren. So gelangt man schließlich zu einem neuen Körperbewusstsein. Andere Erkenntnisse in der Hirnforschung zeigen, dass bewusste Bewegungserfahrungen sowie ungewohnte Bewegungsmuster die Struktur des Gehirns verändern. Man nennt das Neuroplastizität. Die Entwicklungspsychologie und Entwicklungsbiologie geht davon aus, dass unsere menschliche Identität auf unserer Körperempfindung aufbaut. (Roger Russell)

Die praktische Anwendung

Es gibt keine Bibel und kein Punkteprogramm. Keine für alle geltenden, feststehenden Übungen. Jeder Mensch ist anders und hat einen anderen Zugang zu Lösungen und unterschiedliche Wachstumschancen und somit eine andere Art, mit seinem Körper zu kommunizieren. Lernen – unter angenehmen Umständen und mit positivem Körpergefühl – ist nachweislich haltbarer und verständlicher als das Lernen unter Schmerzen. Wenn zum Beispiel ein Kind in der Schule Freude an einem Fach hat, wird es spielend lernen – und das Gelernte bleibt nachhaltig im Gedächtnis. Inhalte, die es nur durch uninteressiertes Auswendiglernen für eine positive Beurteilung ins Gehirn hineinschaufelt, sind spätestens nach der Prüfung vergessen. Das gilt nicht nur für geistiges Wissen – im gleichen Ausmaß gilt das auch für das Körper-Wissen und das Körper-Bewusstsein.

In Yolates geht es in erster Linie darum, so ein Körper-Bewusst-sein zu entwickeln. Und dazu braucht es einige Elemente, die im Anschluss näher beschrieben werden.

1. Achtsamkeit
2. Atmung
3. Konzentration
4. Kraft
5. Kontrolle
6. Dehnung
7. Grenzen
8. Meditation
9. Gespräch

Jedes dieser Elemente ist darauf ausgelegt, etwas über den eige-nen psychischen Zustand zu erfahren, ihn zu erspüren und zu verbessern. Nicht über den Weg des Geistes, sondern über den Weg des Körpers. Der Körper wird zum Therapeuten, die Arbeit mit ihm zur Medizin. Und diese Medizin ist deshalb so wirksam, weil der Körper, auch wenn es einem seelisch nicht gut geht, immer handlungsfähig bleibt. Und sich selbst als handlungsfähig und selbstwirksam zu erleben und zu erfahren, dass man aktiv etwas zur eigenen Heilung beitragen kann, ist an sich schon heil-sam. Denn man erlebt sich wieder in einer Aufwärts- statt in einer Abwärtsspirale, in die man so leicht hineingerät, wenn man sich geistig mit Konflikten und Problemen beschäftigt. Mit Yolates spürt man schnell, wie sich Verspannungen auflösen, wie Belas-tendes entweicht, wie man loslässt.

Dieses körperliche Auflösen und Loslassen von Spannung kann zur Grundlage dafür werden, geistig klarer und freier an Konflikte heranzutreten und sich in konstruktiver Weise mit ihnen ausein-anderzusetzen.

Achtsamkeit

„Wenn die Achtsamkeit etwas Schönes berührt, offenbart sie dessen Schönheit. Wenn sie etwas Schmerzvolles berührt, wandelt sie es um und heilt es."

Thich Nhat Hanh, Das Glück, einen Baum zu umarmen

Achtsamkeit bedeutet, im Hier und Jetzt zu sein und aufmerksam jeden Moment wahrzunehmen. In der Yolates-Stunde kann man das üben. Das bewusste Atmen und Empfinden von körperlichen Gefühlen ist die grundlegendste Übung. Bevor man die Achtsamkeit erfolgreich auf Gefühle, Gedanken, Emotionen oder den Geist anwenden kann, muss sie im Gewahrsein von Atem und Körper fest verankert sein. Bei Körperübungen achtet man darauf, welche Muskeln man betätigt, wann man ein- und ausatmet, wann man an- und entspannt. Nach der Übung spürt man in den Körper hinein.

Damit ist man bei einer Achtsamkeit angelangt, die nicht mehr durch störende Außeneinflüsse behindert wird. Man wendet sich den Eindrücken des gegenwärtigen Augenblicks zu, ohne zu bewerten. Das erkennt und fühlt man bei Körper- und Atemübungen und in der Verbindung von beiden. Man kann es als eine besondere Form der Aufmerksamkeitslenkung bezeichnen, wobei die Aufmerksamkeit absichtlich und nicht bewertend auf das bewusste Erleben der gegenwärtigen Übung gerichtet ist, um so Körper und Geist in Übereinstimmung zu bringen.

Immer wieder führen automatisierte Handlungen und Bewegungen zu unangenehmen Folgen. Yolates hilft dabei, solche Automatismen leichter zu erkennen und rechtzeitig zu verändern. Es gilt, immer wieder zur Aufmerksamkeit zurückzufinden. Immer wieder das zu üben, was gerade aktuell ist. Es geht darum, automatisierte Bewegungsabläufe und Handlungsweisen wieder ganz bewusst auszuführen und Fehler, die sich eingeschlichen haben, zu erkennen und zu korrigieren. Dabei spielt der Atem eine große Rolle. Außerdem werden durch die erlernbare Achtsamkeit alle Sinne wieder geschärft. Auch die sprachlichen Fähigkeiten verbessern sich. Das glückliche Auftreten und die Kontrolle der Gefühle. Alles kommt aus der wiedererlernten Achtsamkeit.

Atmung

„Wir konnten wiederholt die Beobachtung von Wilhelm Reich bestätigen, daß psychische Widerstände und Abwehrmechanismen über die Blockierung des Atems wirken. Die Atmung nimmt unter den physiologischen Körperfunktionen eine deutliche Sonderstellung ein. Sie ist eine autonome Funktion, kann aber leicht durch den Willen beeinflußt werden."

Stanislav Grof, Das Abenteuer der Selbstentdeckung

Alle Vorgänge im menschlichen Körper benötigen die Zufuhr von Sauerstoff, um ihre Funktionen aufrechterhalten zu können. Somit ist die Atmung des Menschen eine elementare Körperfunktion. Dass ein Zusammenhang zwischen Atmung und Psyche und zudem auch eine Wechselwirkung besteht, ist mittlerweile keine Frage mehr, sondern eine Tatsache. Im Volksmund kommt diese Erkenntnis in Redewendungen zur Sprache: Mir bleibt die Luft weg. Es verschlägt mir den Atem. Mir stockt der Atem. Da muss ich erst einmal Luft holen. Man glaubt, ersticken zu müssen. Eine atemberaubende Spannung. Eine erstickende Atmosphäre. Seiner Wut Luft machen. Dampf ablassen.

Richtig zu atmen ist eine jener Fertigkeiten, die der Mensch sehr schnell verlernt. Schon in der Kindheit unterdrückt man den natürlichen Fluss des Atmens immer dann, wenn man unangenehmen Lebenssituationen ausgesetzt ist. Kinder werden schnell genötigt, Gefühle zu kontrollieren. Und die erste Reaktion ist, den Atem zu unterdrücken. Selbst angenehme Situationen können Atemstörungen hervorbringen. Und zwar wenn man versucht, sie festzuhalten – auch damit behindert man den natürlichen Atemfluss. Diesen zu kontrollieren, um Gefühle zu beeinflussen, kostet enorm viel Kraft und führt zu chronischen Verspannungen von Muskeln, Gelenken und Organen.

Die natürlichen, körperlichen Prozesse werden dem Verstand untergeordnet. Und weil dort auch die Konfliktvermeidung sitzt, wird durch Atemkontrolle versucht, sie zu regulieren. Der Vorgang geschieht unbewusst, wiederholt sich ständig und verfestigt sich. Er wird zur Gewohnheit. Das verhärtet den Menschen zusehends. Physisch und psychisch. Das Empfinden von Gefühlen wird schwieriger oder verschiebt sich vollkommen. Und damit verliert man auch die Fähigkeit, seine Gefühle auszudrücken. Wilhelm Reich war es, der dazu den treffenden Begriff geprägt hat: Panzerung.

Atmung und Herzschlag haben viel miteinander gemein. Beides erhält uns am Leben und beides läuft vorwiegend unbewusst ab, wobei allerdings schon kurze Aussetzer den Tod bedeuten können. Richtiges Atmen ist deshalb die Grundvoraussetzung der Yolates-Übungen. Es wird großen Wert darauf gelegt, bewusst zu atmen. Während der Übungen und in der gesamten Yolates-Einheit ist das erkennbar. Die permanente Übung in allen Situationen – An- und Entspannung, Kraft und Dehnung – verhilft wieder zu einer richtigen Atmung. Die erfolgt fast ausschließlich durch den Bauch und das Zwerchfell.

Die Atmung wird an die körperliche und später psychische Belastung angepasst. Sie soll die Bewegung leiten, das heißt: in erster Linie mit ihr übereinstimmen. Der Atem gibt den Rhythmus vor. Verspannungen und Verletzungsanfälligkeiten im Körper werden dadurch erkennbar. Das wirkt heilend und beeinflusst die Körpertemperatur, den Blutdruck und den Puls – durch richtige Atmung kann man steuern und regulieren. Und das ist die Grundlage für fließende, kontrollierte und lockere Bewegungen. Die richtige Atmung hat großen Einfluss auf eine ausgeglichene Psyche. Funktioniert es bei den Übungen, so geht sie ins Unterbewusste über, und wir atmen auch im normalen Leben wieder funktionstüchtig in jeder Situation. Das, bitte schön, ist keineswegs normal. Fast alle Menschen atmen falsch. Beim Einatmen ziehen sie den Bauch ein, beim Ausatmen strecken sie ihn raus. Völlig unlogisch, wenn man es mit einem Luftballon vergleicht. Er wird groß, wenn man Luft hineinbläst. Und klein, wenn man sie herauslässt.

Viele Menschen atmen auch in die Schultern – was zu einer permanenten Verspannung führt. Es kann schon etwas Zeit vergehen, bis sich die Atmung umstellt und automatisiert. Aber wenn man es einmal bewusst richtig gemacht hat, ist das gespeichert, und man wird sich immer wieder daran erinnern. Ich erlebe das bei allen Klienten. Irgendwann kann man es nicht mehr falsch machen. Man kann sich nicht mehr vorstellen, anders geatmet zu haben. Und die falsche Atmung fühlt sich so seltsam an wie einst die richtige.

Konzentration

Konzentration ist Schwerstarbeit. Ständig ist man gefordert. Es muss immer mehr, immer schneller und am besten alles zugleich sein. Aber wie ein Muskel braucht auch das Gehirn zwischendurch eine Pause. Und die kann man ihm verschaffen, wenn man die Konzentration auf den Körper lenkt.

Die Atmung und die exakte Bewegung drängen bei den Yolates-Körperübungen die emotionalen Schwankungen in den Hintergrund. Das fördert die Konzentration auf das Hier und Jetzt. Man spürt in den Körper hinein und macht ihn zum Mittelpunkt des Geschehens. Die Umgebung lenkt einen nicht ab. Und so erfolgt die Konzentration – definiert auch als willentliche Fokussierung der Aufmerksamkeit auf eine bestimmte Tätigkeit – ohne geistige Anstrengung, sondern rein über den Körper.

Kraft

Wenn man die Tänzer und Sänger in einem Musical beobachtet, kann man erahnen, wie wichtig es ist, die Kraftzentren im Körper zu kennen und zu trainieren. Nimmt man die Kraft von der falschen Stelle im Körper, führt das zu Verspannungen, Fehlhaltungen oder Kurzatmigkeit.

Das Becken ist das Zentrum des Körpers, das Bindeglied zwischen den Beinen, dem Oberkörper und den Armen. Es funktioniert im Zusammenspiel mit der Wirbelsäule und der Hüfte. Es ist mit ihr, dem Kreuzbein und der Lendenwirbelsäule verbunden. In Kombination mit starken Bauch- und Rückenmuskeln, die die Organe halten und das Rückgrat stabilisieren, ist das Becken die Basis des Kraftzentrums. Die Lendenwirbelsäule, der stärkste Teil der Wirbelsäule, trägt die Hauptlast der Kräfte und gewährleistet die Stabilität in Rumpf und Oberkörper.

Wenn die Körpermitte stabilisiert ist, dann lassen sich die Arme und die Beine kontrollierter, koordinierter und freier bewegen.

Von dieser stabilen Basis aus kann man in jeder Situation, ob im Alltag – beim Staubsaugen, Heben oder Tragen – oder im Sport, schwerste Belastungen ohne Verletzungsrisiko bewältigen. Und Kraft zeigt sich nicht nur in den Muskeln. Es gibt auch die innere Stärke.

Kontrolle

Eine gewisse Körperspannung wirkt immer kraftvoll und signalisiert Stärke. Doch jede Spannung will kontrolliert sein. Diese Kontrolle ist bei bewussten Körperübungen erlernbar. Das Spiel zwischen An- und Entspannung ist dann von der körperlichen Ebene auf das Fühlen und die Erscheinung im täglichen Leben übertragbar.

Mit dem Gehirn allein kann man die Gedanken nicht einfach wegrationalisieren. Sie werden immer umherschweifen. Um die Tätigkeit des Geistes zu kontrollieren, muss man die Kraft des Körpers miteinbeziehen. Wobei hier Kraft nicht mit Krafttraining gleichzusetzen ist. Es bedeutet eher die Kräftigung und Stärkung gezielt von jenen Kraftzentren zu holen, die den Körper stützen und unterstützen. Durch gezielte Körperarbeit bekommt man auch immer mehr Kontrolle über die Gestik und das Verhalten. Wenn man lernt, wie man die Atmung und die Bewegungen kontrolliert, beeinflusst man auch die Körperhaltung. Und die wiederum hat Auswirkungen auf das Erscheinungsbild, auf die Gefühle und auf die Psyche.

Durch Meditation und Introspektion kann man Kontrolle erlangen. Meditation bedeutet, für Ruhe in sich selbst zu sorgen und sich von dem zu lösen, was einen bestimmt und treibt. Bei der Introspektion geht es darum, Emotionen nachzuvollziehen. Man stellt sich zum Beispiel folgende Fragen: Was habe ich gefühlt? Wieso habe ich das gemacht? Was wollte ich erreichen? Es geht darum, die wahren Hintergründe zu erkennen, darum, worum es wirklich geht. Eine gute Antwort bekommt man erst, wenn man sie in sich findet.

Arbeitet man bewusst und achtsam mit dem Körper, dann spürt man die Antwort. Ist eine Übung zu Ende, kann man fühlen, was sie im Körper ausgelöst hat. Man spürt, wie das Blut zirkuliert und spürt auch eine Entspannung auf höchstem Niveau. Man spürt die Energie und fühlt sich stärker, fröhlicher und zufriedener. Und bevor man das nächste Mal Yolates macht, weiß man schon, was es bewirkt. Eine bessere Motivation gibt es nicht. Und was noch dazukommt: Bei jeder Übung lernt man Kontrolle.

Man weiß, wie weit man dehnen kann, ohne sich zu verletzen. Wie lange und schnell man laufen kann, bevor aus der Herausforderung eine Überforderung wird. Und auch im Alltag macht sich die Kontrolle positiv bemerkbar. Oft macht man ein und dieselbe Sache im Schnell-schnell-Modus fünf Mal falsch, anstatt sie einmal richtig zu machen. Das kostet Zeit und Nerven. Was aber nicht der Fall ist, wenn man stets alles ganz bewusst und kontrolliert macht.

[Beispiel]

Wenn man spürt, dass einem etwas zu überwältigen droht, ein intensives Gefühl, eine Situation, die einen überfordert, und man keinen Ausweg findet, weil ja die Gedankenmuster zu fest- und einfahren sind, dann versucht man, die Dinge vor sich selbst schönzureden, zu verdrängen, sich zu schützen, da man Angst vor der Wahrheit hat. Es gehört viel Mut und Kraft dazu, Gefühle anzunehmen, die anders als erlaubt oder erwartet sind – und nach

ihnen zu handeln und sich unbequemen Konfrontationen und Veränderungen zu stellen.

Man malt sich unangenehme Situationen und Szenen im Kopf aus.
Und das ist wie ein Horrorfilm im Hirn. Das eigentliche Gefühl ist
gar nicht mehr greifbar, und man passt sich einer Realität an, die
konstruiert ist und entfernt sich immer mehr von der eigenen Wahrheit. Und irgendwann weiß man nicht mehr, was überhaupt gut
werden soll und wie „gut" eigentlich aussieht. Hier beginnt der
Irrweg, das ewige Suchen nach dem ursprünglichen Gut-Gefühl.

Es herrschen nur noch die Gedanken, alles wird langsam von
vorne nach hinten, von oben nach unten zerpflückt und bedacht.
Aber man wird auf der rationalen Ebene keine vernünftige Lösung
finden. Wenn der Topf voll und alles nur noch eine irrgeleitete
Gedankenmasse ist, beginnt sich die Spirale zu drehen. Es kommt
nichts Neues dazu. Es wird nichts mehr abgegeben. Es wird nur
noch vermischt.

Wenn man nun aber das Gefühl auf der körperlichen Ebene er-
spürt, ohne Gedanken über Konsequenzen, verliert sich die Angst.
Der Körper lügt nicht, er macht sich nichts vor, und er bestraft
auch nicht für Gefühle und Empfindungen. Es sind immer nur die
Gedanken, die alles vergiften.

Dehnung

Dehnung wirkt sich positiv auf die Beweglichkeit und die Blutzirkulation aus. Muskeln, Sehnen und Bänder werden gestrafft, die Gelenke belastbarer und die Blut- und Nährstoffzufuhr zu den Muskeln wird durchlässiger. Körperliches und geistiges Gleichgewicht wird angestrebt. Durch tägliche Sorgen, schlechte Haltung, ständige Verdrängung und maßlose Überforderung kommt es zu schmerzhaften Muskelverspannungen. Und die körperliche wie auch die geistige Beweglichkeit wird zusehends beeinträchtigt. Mit Yolates werden verhärtete Muskelgewebe, blockierte Gelenke und verspannte Körperpartien gelockert und gelöst. Damit physische und psychische Beweglichkeit und Flexibilität wieder möglich werden.

Der Yolates-Gedanke zielt auf die Öffnung des Körpers und damit einhergehend auch auf die Öffnung des Geistes ab. Der Körper ist wie ein Gefäß. Er muss zuerst aufgebrochen werden, damit der Geist ausreichend Platz hat, um sich zu entfalten. Die Arbeit mit dem Körper gibt uns die Möglichkeit, alles, was wir rational nicht verstehen und erklären können, an den Körper abzugeben – und es ihn auflösen zu lassen.

Worte können Gefühle nicht erklären. Wenn man zu angestrengt über ein Problem, eine Sache nachdenkt, kommen immer nur neue Probleme dazu. Und jedes Einzelne davon setzt sich im Körper ab. Nicht der Kopf ist es, der sie auflöst. Es ist der Körper, der sie über die Dehnung verschwinden lässt. Yolates öffnet jene Bereiche, in denen sich die Probleme festgesetzt haben. Verspannungen und Verhärtungen, die unsere körperliche und geistige Bewegungsfreiheit einschränken und ein Zeichen dafür sind, dass sich die Konflikte immer tiefer in den Körper graben, verschwinden. Und Elastizität bedeutet Flexibilität. Die ist für jede Reaktion im Alltag bedeutend. Natürlich belebt Spannung auch, sie macht beweglich. Aber ist die Spannung zu groß, braucht der Körper ein Signal der Entspannung. Und darum geht es. Darum, diese Entspannung zum richtigen Zeitpunkt gezielt selbst herbeizuführen. Denn wer nicht innehalten kann, verliert seine Kraftquellen.

Grenzen

Beim Dehnen sieht man sehr schön, wo die Grenzen sind. Man spürt ganz genau, wann Schluss ist, wann der Körper blockiert. Die Art des Schmerzes und der Grad der Achtsamkeit zeigen einem sofort: Hier bin ich an einer Grenze – und wenn ich sie überschreite, verletze ich mich. So lernt man seine Grenzen über den Körper kennen. Wenn man sie respektiert und an ihrer Ausweitung Millimeter für Millimeter arbeitet, legt sich das auf das Verhalten um. So lockert und erweitert man seine Grenzen im Leben. Und zwar dahingehend, wie man mit anderen und sich selbst umgeht – und wie man mit sich umgehen lässt. Dies ist ein wichtiger Schritt zur Freiheit. Macht man das nicht, entwickelt man sich auch nicht weiter.

Ich möchte an dieser Stelle an den Philosophen K. P. Liessmann zu Wort kommen lassen, der das Wesen der Grenze im philosophischen Kontext sehr klar beschrieben hat.

„Was ist eine Grenze? Vorab nicht mehr und nicht weniger als eine wirkliche oder gedachte Linie, durch die sich zwei Dinge voneinander unterscheiden. Wer immer einen Unterschied wahrnimmt, nimmt auch eine Grenze wahr ... Philosophisch gesprochen bedeutet dies, dass die Grenze überhaupt die Voraussetzung ist, etwas

wahrzunehmen und zu erkennen. Wäre alles unterschiedslos eines, gäbe es auch nichts zu sehen, nichts zu identifizieren, nichts zu wissen." (... nichts zu spüren, Ergänzung der Autorin)
Konrad Paul Liessmann, Grenzen und Grenzüberschreitungen, Eröffnungsvortrag des Europäischen Forum Alpbach 2004 am 19. August 2004 in Alpbach/Tirol

Bei der Körperarbeit spürt man Grenzen, und man kann sie bewusst überschreiten oder sich innerhalb ihrer bewegen. Bleibt man innerhalb, wird man keinen Effekt erzielen. Geht man zu weit darüber hinaus, läuft man Gefahr, sich zu verletzen. Das Maß, wie weit man sie überschreiten soll, um lernen und wachsen zu können, ist ausschlaggebend für das Wohlbefinden.

Meditation

„Das Gewahrsein von Atmung und anderen Körperempfindungen ist wahrscheinlich die grundlegendste buddhistische Meditationsübung. Bevor man die Achtsamkeit erfolgreich auf Gefühle, Gedanken, Emotionen oder den Geist anwenden kann, muß sie im Gewahrsein von Atem und Körper fest verankert sein."
Mark Epstein, Gedanken ohne den Denker

Die Meditation in Yolates beginnt mit dem Hineinspüren in den Körper. Nach einer Anspannung oder Kraftübung ist besonders die Entspannung als Körpergefühl stark spürbar. Es ist wichtig, immer wieder bewusst zu fühlen, wie es ist, wenn man loslässt. Dieses intensive Spüren macht lebendig. Der Schweizer Psychoanalytiker und Sachbuchautor Peter Schellenbaum beschreibt es in seinem Buch „Nimm deine Couch und geh!" so:

> „... Unser momentan intensivstes Spüren, sei dies in einem Bild, einem Ton, einem Wort oder Satz, einer Erinnerung, einer körperlichen Verkrampfung oder Verspannung oder beginnenden Entkrampfung, einem Krankheitssymptom, einer angenehmen oder unangenehmen Körperempfindung, Emotion oder Stimmung, einer unwillkürlichen Bewegung, Eigenberührung, Gebärde oder Körperhaltung signalisiert genau den Punkt, wo der Weg zur heilenden Lebendigkeit jetzt seinen Anfang nimmt."

Man gibt sich vollkommen dem Körpergefühl hin. Bei allem, was man in Yolates tut, geht es darum, ganz aufmerksam zu sein – mit wachen Sinnen zu erspüren. Es geht nicht darum, seine Gedanken zu bündeln, sondern vielmehr darum, die Gefühle wahrzunehmen. Man spürt dorthin, wo im Augenblick was mit dem Körper gemacht wird. Stärken. Dehnen. Anspannen. Entspannen. Man spürt sofort eine Veränderung. Und dieses Körpergefühl gilt es zu verinnerlichen.

Ziel ist es, dass sich diese Achtsamkeit und Aufmerksamkeit auf alle alltäglichen Bewegungen überträgt. Das heißt: Bei allem, was man tut, soll man aufmerksam sein. Also beispielsweise darauf achten, wie man sitzt, geht, steht oder mit jemandem spricht. Es findet eine gewisse Bewusstseinsveränderung statt. Und das führt zu einer breiteren und offeneren Wahrnehmung. Zu einer inneren Stärke. Man lernt, die Gefühle ernst zu nehmen und dementsprechend zu reagieren.

Gespräch

In der dialogischen Nacharbeit werden jene Knoten, die im Körper bereits gelöst wurden, auch seelisch aufgelöst. Damit sie sich nie wieder in Schulter, Rücken, Organen oder Extremitäten festsetzen können. So hat Yolates nicht nur eine heilende, sondern auch eine präventive Komponente.

Wer sich nicht ausdrückt, ist bald bedrückt

Im Bewusstseinszustand innerer Achtsamkeit wird es dann meist möglich, über das gerade Wahrgenommene zu sprechen. Damit wird der achtsame Zustand vertieft. Die Menschen reden oft deshalb nicht über ihr Befinden, weil sie nicht die richtigen Worte finden. Doch bei Yolates gehört auch das dazu. Das funktioniert nicht immer gleich in der ersten Yolates-Stunde – manchmal eben erst später –, aber plötzlich geht es: Die Menschen können sich ausdrücken.

So kann man Schmerz und Unwohlsein, bei dem man sich nicht so recht erklären kann, woher sie kommen und welche Ursache sie haben, ausdrücken. Die Stelle im Körper, an der man etwas spürt, ist genau zu lokalisieren. Denn dort beginnt die Kommunikation des Körpers mit dem Ich. Manchmal ist ein aktuelles Problem oder ein Schmerz das Thema, aber es gibt auch das Gefühl, das einem sagt: „Das hat mir gutgetan." Es muss also nicht immer ein Problem sein, das einem bewusst wird. Es kann durchaus Wohlbefinden sein, das man erlebt hat und benennen kann. Man beginnt nachzudenken, warum einem gerade diese bestimmte Übung so gutgetan hat, welche Muskeln bewegt, angespannt, entspannt, gedehnt und gekräftigt wurden, wo man dieses Wohlbefinden gespürt hat und welches Organ man gespürt hat. Diese Übung kann man mitnehmen und immer wieder in alltäglichen Situationen ausführen. So lernt man, den negativen Gefühlen entgegenzuwirken und positive Gefühle zu verankern.

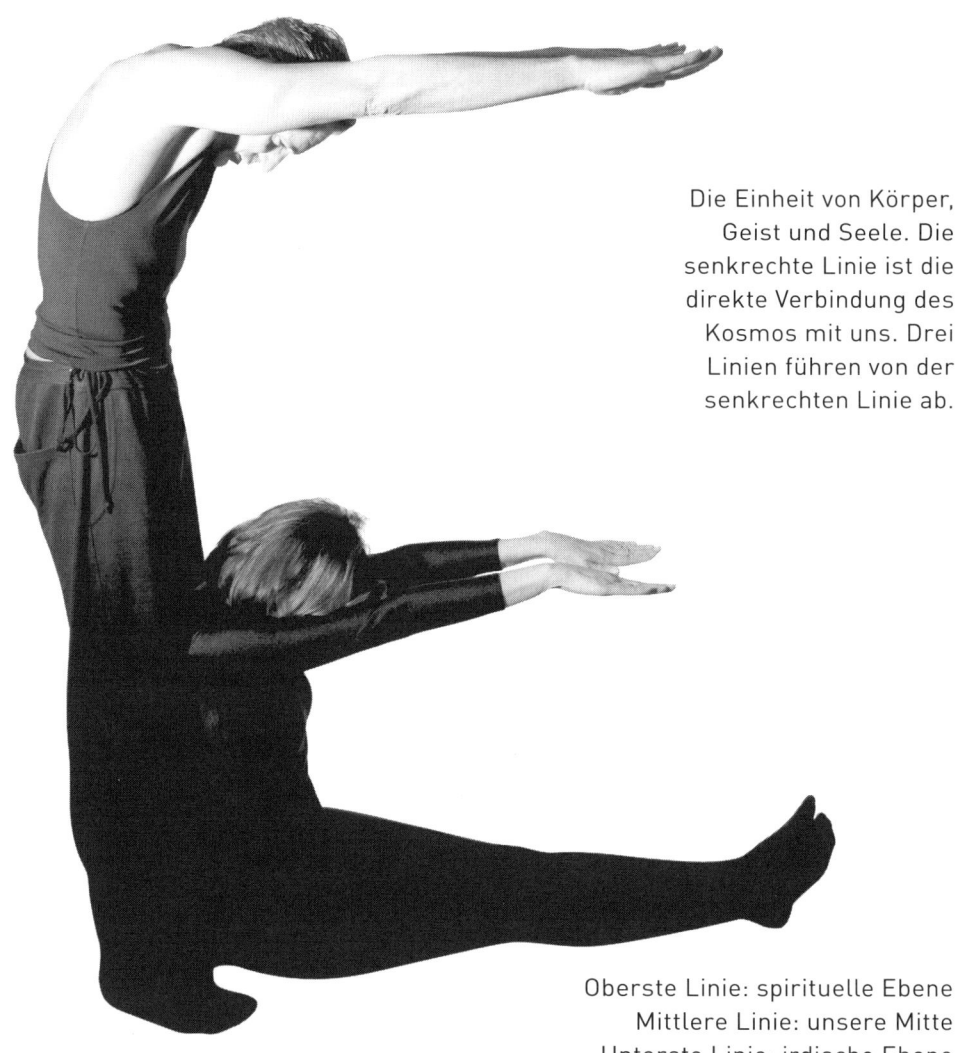

Die Einheit von Körper, Geist und Seele. Die senkrechte Linie ist die direkte Verbindung des Kosmos mit uns. Drei Linien führen von der senkrechten Linie ab.

Oberste Linie: spirituelle Ebene
Mittlere Linie: unsere Mitte
Unterste Linie: irdische Ebene

YOLATES IST FÜR ALLE DA

Jeder Mensch, der Druck von außen zu spüren bekommt und erkennt, dass er sich nur schützen kann, indem er sich seiner selbst bewusst wird, ist ein potenzieller Klient. Yolates ist eine Lebensphilosophie und somit grundsätzlich für jeden geeignet. Eine gewisse Bereitschaft zur Auseinandersetzung mit sich selbst sollte aber schon vorhanden sein. Keiner sollte zu etwas gezwungen werden. Menschen, die das Gefühl haben, ihr Leben läuft wunderbar, sind zwar nicht gerade die Zielgruppe, es sei denn, sie wollen sich das behalten und präventiv arbeiten. Das ist sicher die beste Voraussetzung für ein fröhliches Altern. Es ist also jeder herzlich eingeladen mitzumachen.

Die Arbeit am und mit dem Körper

In vielen Situationen reagiert der menschliche Körper instinktiv. Herzschlag und Atmung werden schneller. Die Körpertemperatur erhöht sich. Der Blutkreislauf kommt in Schwung. Droht Gefahr, setzt ein Kampf- und Fluchtmechanismus ein. Oder man erstarrt. Das Gehirn sieht keinen Unterschied zwischen einer Bedrohung, die von außen kommt, und einer, die von innen herrührt. Das können Sorgen, dunkle Gedanken, Erinnerungen, Selbstzweifel – geprägt von der Vergangenheit – oder Angst vor künftigen Ereignissen sein, auf die der Körper reagiert. Mit Muskelkontraktionen und auch mit massiven Verspannungen, wenn man solche Gefühle langfristig ignoriert. Ein Gedanke kann also Schmerzen auslösen. Und das ist einem meist gar nicht bewusst. Doch alles hängt zusammen.

Durch Yolates kann man lernen, selbst eingefahrene Muster und Bewegungen zu ändern. Dazu muss man die Körperübungen, die individuell veränderbar sind, und jeden einzelnen Bewegungsablauf bewusst und konzentriert ausführen. Die Konzentration auf den Körper macht den Kopf frei. Man muss die Koordination üben. Sie schafft einen Ausgleich. Man muss sich fließend bewegen, die Grenzen respektieren und sie nach den eigenen Fähigkeiten ausbauen. Und man muss in der Entspannungsphase in den Körper hineinspüren und erfühlen, was sich tut. Auch für die passive Körperarbeit – dazu zählen Massagen und Berührungen – ist es wichtig, dass man richtig atmet und die Gedanken beruhigt, damit das Gespür geschärft wird. Der Körper wird geschmeidiger und kräftiger. Blockaden werden erkannt und durch Atmung, Dehnung und Berührung behutsam aufgelöst. Und die Veränderung des Körpers bewirkt eine Veränderung der Psyche und der Art, wie man durch die Welt geht. Was man über sich selbst denkt. Wie man sich fühlt. Alles wird besser.

Die Grundlage zur Praxis

Der theoretische Teil von Yolates beinhaltet die Philosophie, seine zugrundeliegenden Gedanken. Es geht im Prinzip darum, den eigenen Körper so gut kennenzulernen, dass es egal ist, was man im Leben macht – in der Interaktion mit dem Körper wird man zu einer ausgeglichenen Einheit finden.

Die Übungen veranschaulichen die Wirkung. Wird das Prinzip nicht nur im Geist verstanden, sondern auch im Körper gefühlt und in der Haltung gelebt, überträgt sich das auf das gesamte Leben. Jede Bewegung wird zu einer körperbewussten Übung. Jede Tat ist ein Training. Egal, ob man sitzt, steht oder geht, abwäscht, sich duscht oder über Treppen läuft. Es ist die Achtsamkeit des Augenblicks. Es ist die Kraft und Geschmeidigkeit in jeder Bewegung. Es ist die Flexibilität des Geistes. Das verändert alles. Die Durchlässigkeit macht ein Lächeln leicht. Und die innere Leuchtkraft verleiht ein anziehendes Charisma. Und egal, welche

Sportart man ausführt, mit dem yolatischen Gedanken verändert sich auch ihre Wirkung. Und das Training wird zu einem effizienten und richtigen Ganzen.

Der praktische Teil des Buches zeigt einen Auszug an Übungen aus einer reichhaltigen Palette von Möglichkeiten. Es sind größtenteils Basis-Übungen, einige sind auch für Fortgeschrittene geeignet. Das Wichtigste aber ist, dass Sie dabei Spaß haben und die Zeit, die Sie bei den Übungen mit sich verbringen, genießen können.

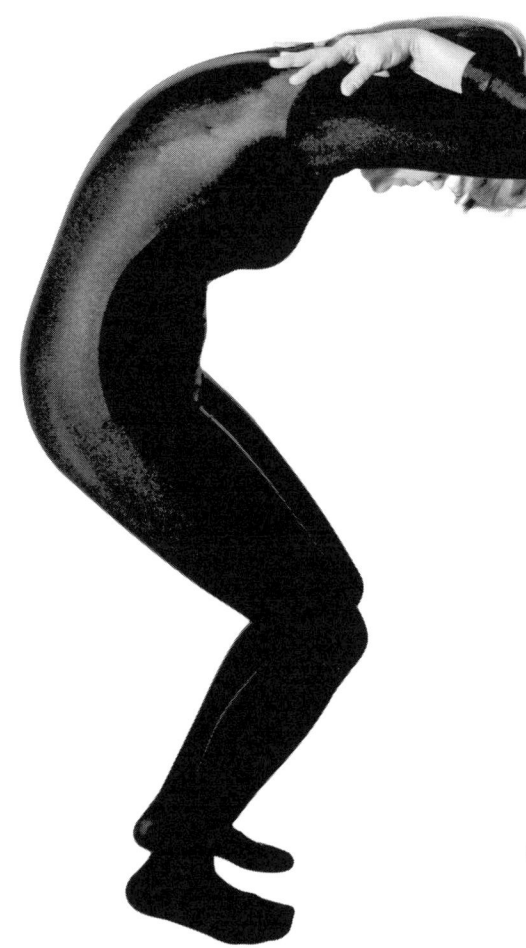

Das Zeichen höchster Kraft und Energie, wie eine Schlange windet sich das S empor.

Das Leben ist nicht die Existenz in einem sinnbildlichen Paradies, sondern die Freiheit eines jeden.

Die Schlange ist keineswegs Sinnbild des Bösen, sondern Zeichen der Freiheit, des Willens, der Weisheit.

DIE ÜBUNGEN

Die Übungen werden langsam und konzentriert ausgeführt. Das bewusste Nachfühlen ist ausschlaggebend für das Kennenlernen des eigenen Körpers. Es ist nicht so entscheidend, wie oft man sie macht. Wichtig ist die Qualität der Durchführung. Das Ziel ist, Körper und Geist in Einklang zu bringen. Und zwar durch bewusste Wahrnehmung der physischen und psychischen Vorgänge.

Von Pilates übernommen, wird besonderes Augenmerk auf das sogenannte Powerhouse gelegt. Das ist das Kraft- und Kontroll-zentrum des Körpers. Es liegt im Bereich zwischen den unteren Rippen und der Beckenbodenmuskulatur und besteht aus den äußeren geraden und inneren schrägen sowie vor allem den tief liegenden, quer verlaufenden Bauchmuskeln, den tief liegenden Rückenmuskeln und der Beckenbodenmuskulatur. Es geht also um die Körperregion zwischen Nabel und Wirbelsäule. Eines ist bei den Übungen aber sehr wichtig: Nie über die Schmerzgrenze gehen! Der Körper weiß genau, was ihm guttut und ab wann man ihn nicht mehr heraus-, sondern überfordert.

Yoga beinhaltet eine umfassende Lebensphilosophie. Die Übungen aus Yoga – auch Asanas genannt – wirken auf den gesamten Organismus. Mit ihnen gelingt es, Achtsamkeit und ein inneres Gleichgewicht zu erlangen. Sie tragen erwiesenermaßen zur Gesundheit bei. Durch die bewusste Wahrnehmung der körper-lichen und geistigen Vorgänge entsteht ein harmonisches Zusam-menspiel von Körper und Geist.

Wenn unbewusste, sich immer wiederholende Gedankengänge und eingeprägte Muster die Wahrnehmung steuern, entfernt man sich immer weiter vom eigenen Wesenskern. Das tägliche Leben wird dadurch entscheidend geprägt und erschwert. Mit Yoga las-sen sich diese einengenden Emotionen, Handlungsmuster und

Gedankengänge überwinden und neue Wege und Möglichkeiten des Handelns und Verhaltens erfahren und einüben.

Die hier im Buch beschriebenen Übungen sind nur einige Beispiele von unzähligen Möglichkeiten. Bei Yolates gibt es keinen starren, vorgegebenen Ablauf. Die Übungen sollen Spaß machen und vor allem richtig eingelernt und ausgeführt werden, damit sie effizient wirken. Das Ziel ist, den eigenen Körper kennenzulernen, mit ihm zu kommunizieren und seine Zeichen zu erkennen.

Yolates bedeutet das Finden und Erlernen von eigenen, körpergerechten Bewegungen, die speziell für einen selbst passen, für den eigenen Körper, und die auf den persönlichen Alltag übertragen werden können. Dadurch wird die eigene Haltung bewusst, denn die Körperhaltung beeinflusst und spiegelt die Geisteshaltung und umgekehrt. Die Grenzen des eigenen Bewegungsraumes werden erkannt und entsprechend der eigenen Fähigkeiten erweitert.

I. DIE POSITIONEN DER ÜBUNGEN UND IHRE GENERELLE BEDEUTUNG:

Die Grundpositionen

- im Stehen
- im Sitzen
- im Liegen
- Drehhaltungen
- Vorwärtsbeugen
- Umkehrhaltungen

Auf den folgenden Seiten werden die Grundpositionen und deren Auswirkungen auf Psyche und Körper erklärt, danach folgen Vorschläge für Yolates-Übungen.

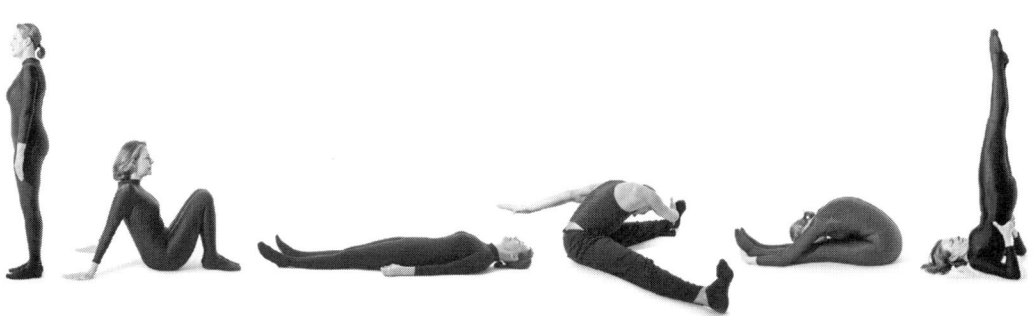

Im Stehen

Geistige Ebene
》 Emotionale Ausgeglichenheit
》 Selbstvertrauen und Entscheidungskraft

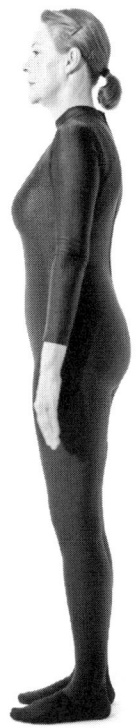
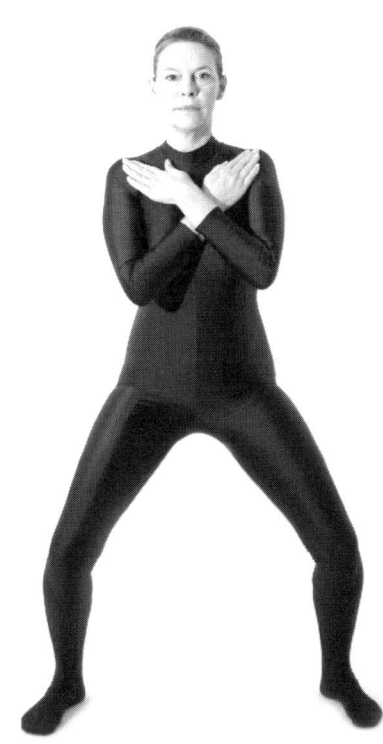

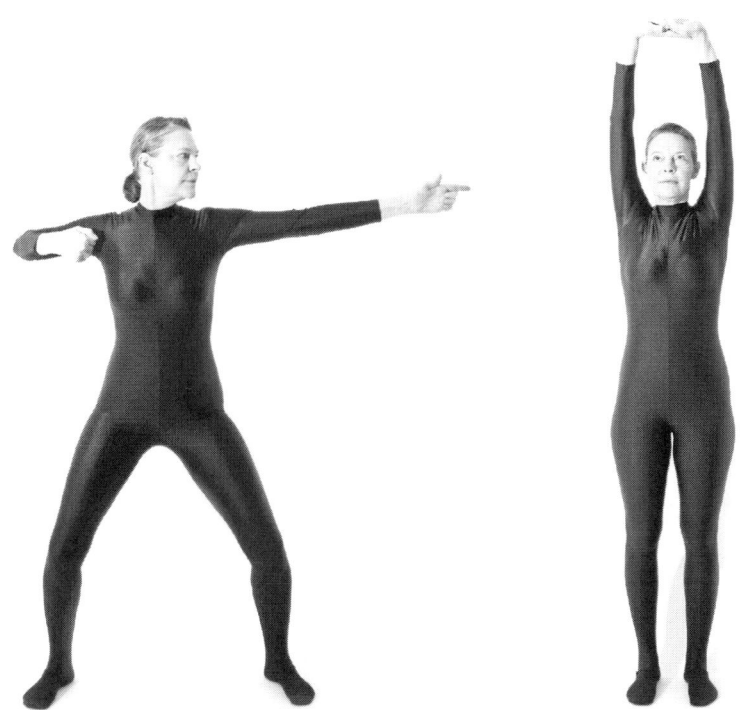

Körperliche Ebene

》 Aufrechte Haltung
》 Kräftigung von Wirbelsäule, Beinmuskulatur und Gelenken
》 Stärkung des Herz-Kreislauf-Systems
》 Verbesserung der Durchblutung der unteren Gliedmaßen
   durch Dehnung
》 Bei drehenden Bewegungen im Stehen: verbesserte Beweg-
   lichkeit der Wirbelsäule, Dehnung der seitlichen Herzwand
   und dadurch verstärkte Durchblutung des Herzens

Im Sitzen

Geistige Ebene
❭ Beruhigung des Geistes
❭ Sammlung und Zentrierung

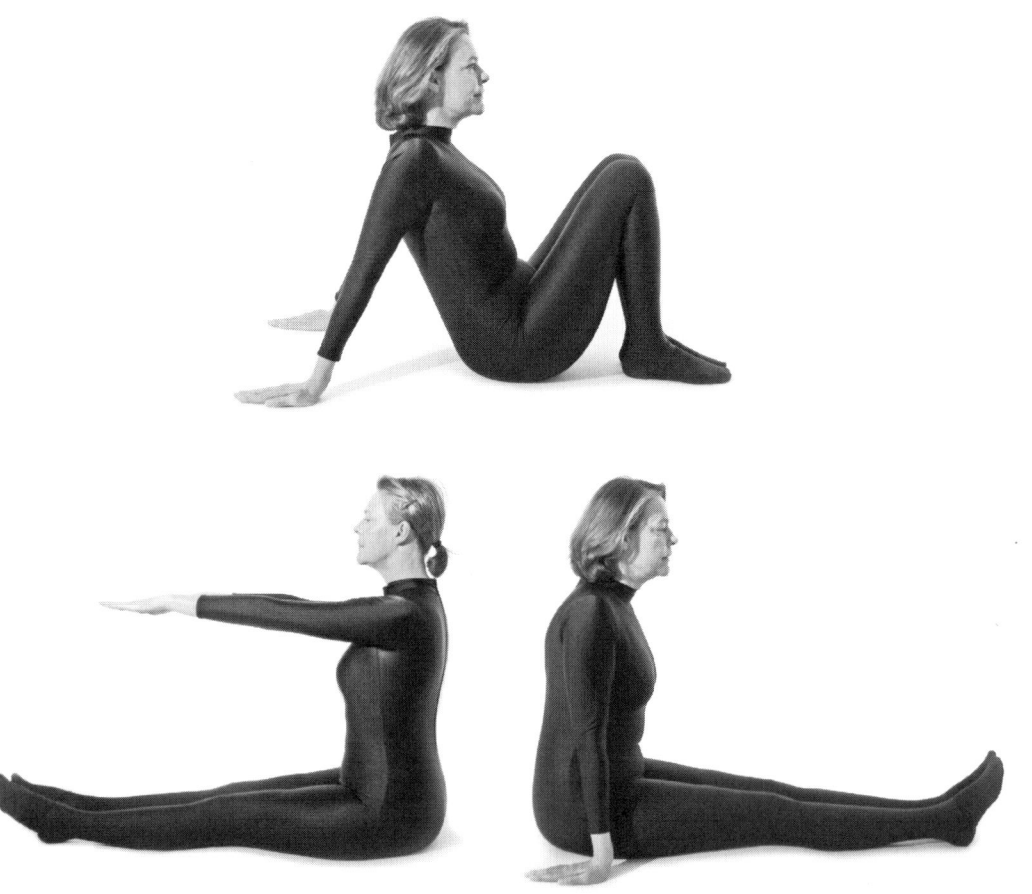

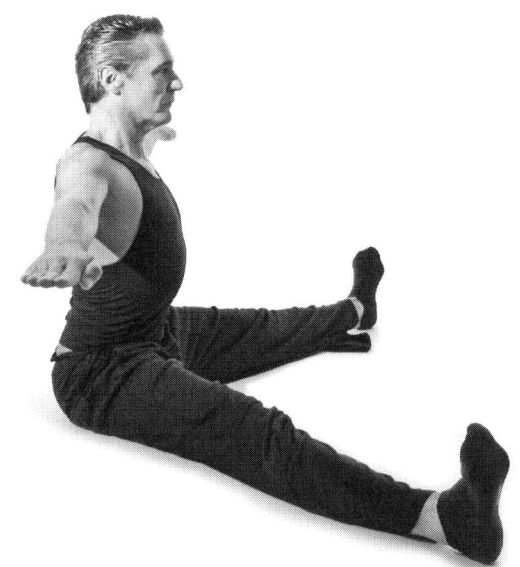

Körperliche Ebene

》 Lösung von Verspannungen im Zwerchfell und in der Kehle
》 Erleichterung der Atmung
》 Dehnung des Herzens und Förderung der Durchblutung aller Körperteile
》 Förderung der Beweglichkeit der Hüftgelenke, Knie, Knöchel und der Muskeln um die Leistengegend
》 Stabilisierung der Wirbelsäule

Im Liegen

Die Rückenlage ist eine Position, in die man sich am Anfang und am Ende sowie zwischen den Übungen begibt.

Diese Position ist aber auch eine eigene Übung. Sie heißt im Yoga Shavasana – die Rückenentspannungslage –, wird auch als „Toten-stellung" bezeichnet, was ausdrücken soll, dass der Körper voll-kommen entspannt ist und äußere Reize nicht mehr beachtet wer-den.

Jede Übungseinheit sollte mit dieser Übung enden.

Geistige Ebene

❱ Auslösung eines Entspannungsimpulses durch Abbau von Stresshormonen und Ausschüttung von Glückshormonen
❱ Regeneration des Geistes
❱ Abbau von Spannungen
❱ Innere Ruhe und Ausgeglichenheit

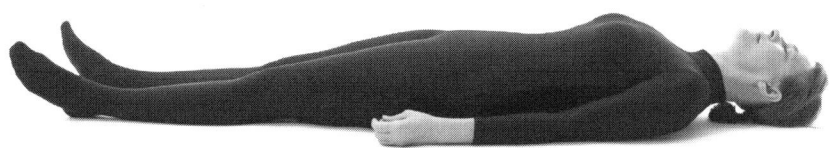

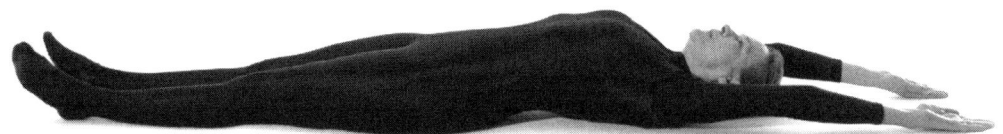

Körperliche Ebene

- ❱ Beruhigung und Regeneration des Körpers
- ❱ Erhöhung des allgemeinen Energiepotenzials
- ❱ Entspannung der Aterienwände, der Kreislauf kommt zur Ruhe
- ❱ Bei regelmäßiger Ausübung: Vorbeugung von stressbedingten Krankheiten wie Bluthochdruck, Kopfschmerzen, Magenproblemen und Verdauungskrankheiten
- ❱ Anregung des Immunsystems
- ❱ Stärkung der Gelenke

Drehhaltungen

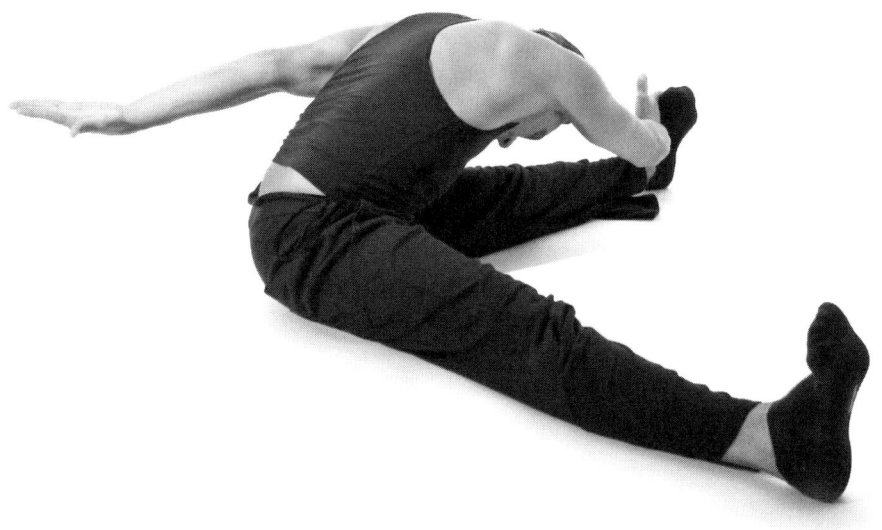

Geistige Ebene

❯ Wohltat für die Seele
❯ Steigerung von Ausgeglichenheit und Flexibilität

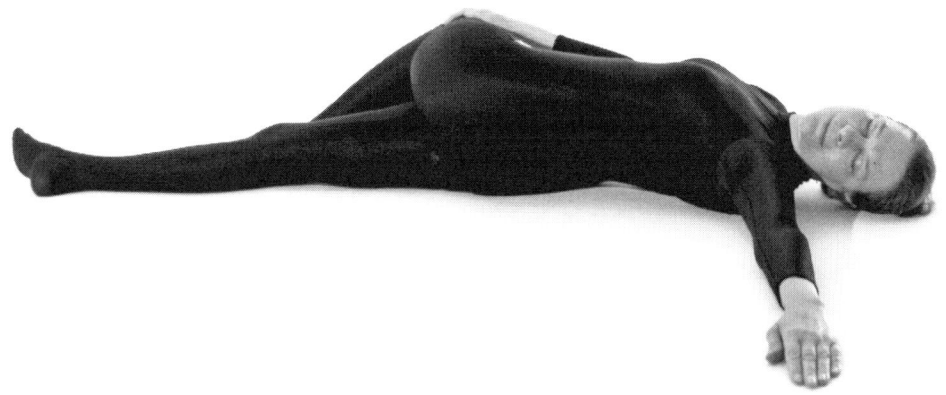

Körperliche Ebene

❯ Anregung des Blutstroms in den spinalen Nerven
❯ Verbesserung der Beweglichkeit der Wirbelsäule
❯ Stimulierung der Nerven im Bereich der Wirbelsäule, des Hüft-und Leistenbereichs
❯ Entspannung der Muskeln im Bauch und im Lendenbereich
❯ Massage der Unterleibsorgane, Erhöhung der Flexibilität des Zwerchfells

Vorwärtsbeugen

Die Vorwärtsbeuge hält die Taille und die Beine schlank und fördert die Beweglichkeit der Wirbelsäule.

Geistige Ebene
❭ Geduld, Hingabe und die Fähigkeit loszulassen
❭ Perspektivenänderung

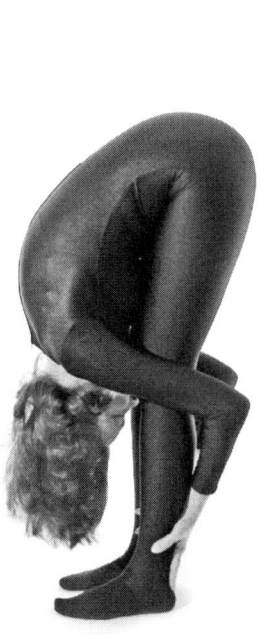
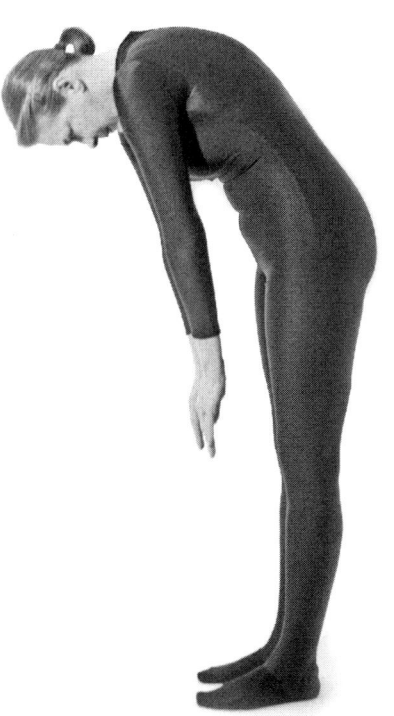

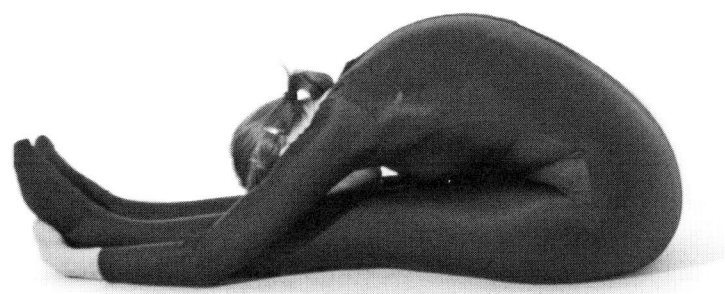

Körperliche Ebene

》 Verlängerung der Körperrückseite
》 Stärkung der hinteren Oberschenkelmuskeln
》 Regulierung des Blutstroms im Gehirn
》 Entlastung des Herzens
》 Entlastung der Unterleibsorgane
》 Anregung von Nieren, Leber und Bauchspeicheldrüse

Umkehrhaltungen

Im Unterschied zu den Drehhaltungen werden bei den Umkehrhaltungen die Becken- und Unterleibsorgane weniger, die lebens-
wichtigen Organe Gehirn, Herz und Lunge verstärkt durchblutet.
Die Füße sind höher als das Herz, das bedeutet im übertragenen
Sinn, die Welt aus einer neuen Perspektive zu sehen und zu beur-
teilen.

Geistige Ebene

❭ Veränderung der Perspektive und damit oft des Blickwinkels
auf bestimmte Lebenssituationen
❭ Auflösung alter Gewohnheiten, die oft eine unbedachte Reaktion
auslösen können
❭ Erweiterung des spirituellen Horizonts und Auflösung alter
Muster
❭ Beruhigung des Geistes und Relativierung von Aufregung und
Nervosität
❭ Stärkung von Selbstvertrauen, Mut und Konzentration

Vorsicht bei:

❭ Nacken- oder Netzhautproblemen
❭ Bluthochdruck
❭ Schweren Herzkrankheiten
❭ Während der Menstruation

Körperliche Ebene

》 Verbesserung der Durchblutung der Kopf-
   organe, wie Nase, Ohren, Augen und
   Gesichtshaut
》 Erhöhung der Leistungsfähigkeit des
   Gehirns
》 Entlastung des Herzens
》 Minderung von Schlafstörungen

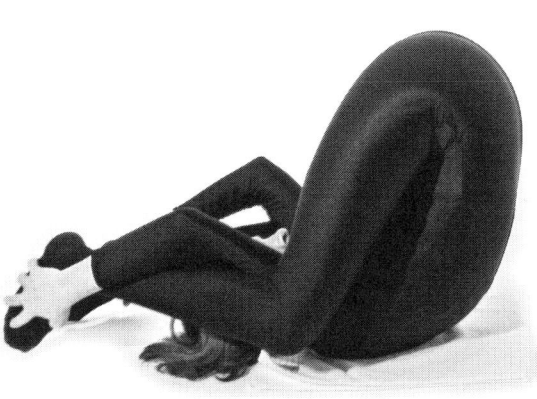

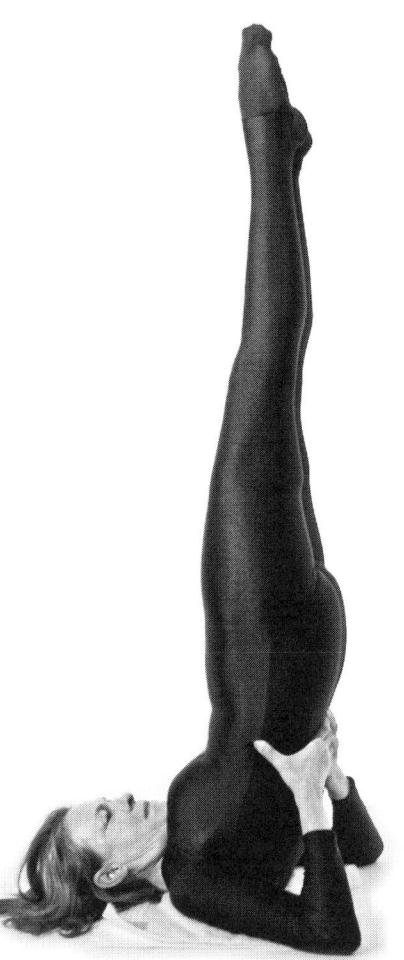

Rückenbeugen – Herzöffner

Geistige Ebene
》 Kraft und Sicherheit durch Öffnung der Herzebene
》 Selbstsicherheit und Vertrauen durch Extremhaltung
》 Stärkung der geistigen Haltung
》 Abschütteln der Last von den Schultern

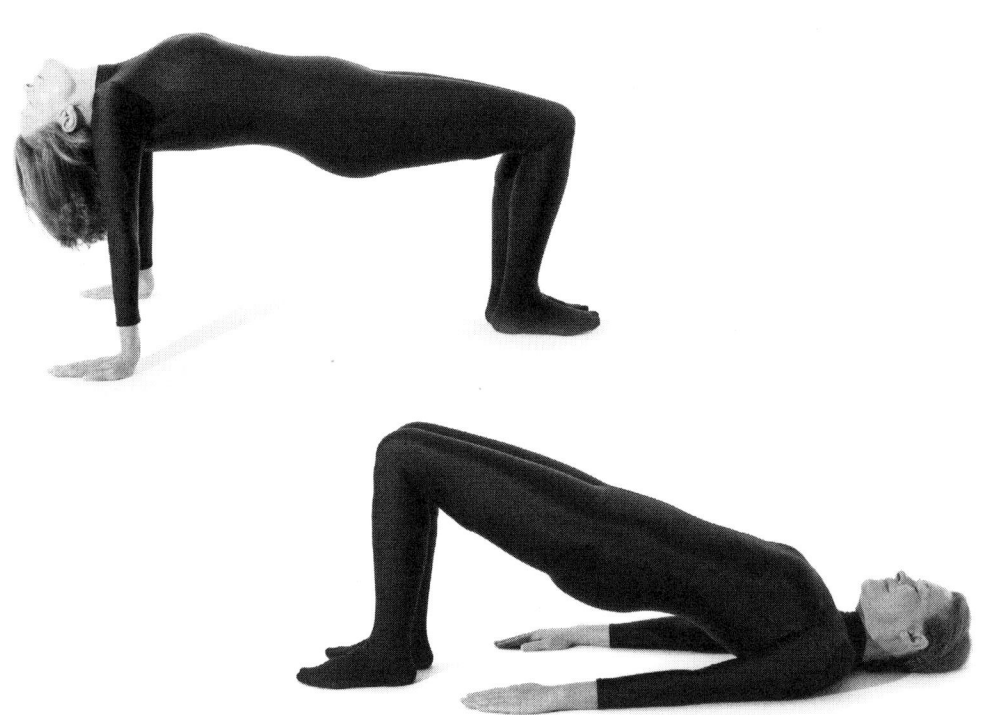

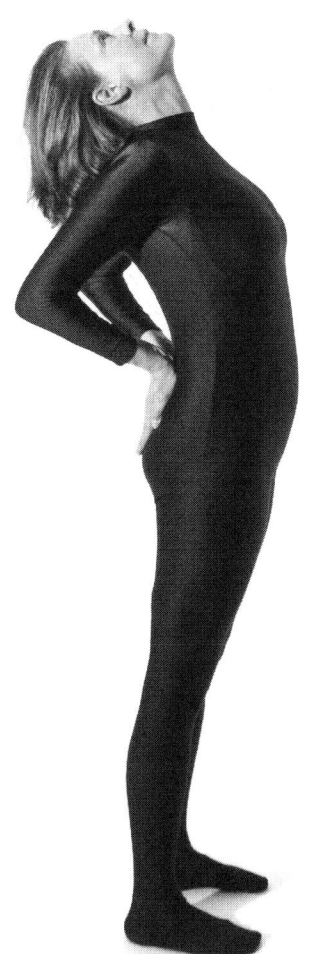

Körperliche Ebene

» Mobilisierung der Wirbelsäule
» Stimulierung des zentralen Nerven-
  systems und Förderung des Stress-
  abbaus
» Linderung von Kopfschmerzen, Blut-
  hochdruck und nervöser Erschöpfung
» Dehnung der Vorderseite des Körpers
  (Brust-, Bauch-, Lendenmuskel, Ober-
  schenkel und Leisten) und intensive
  Stärkung der Rückenmuskulatur (vor
  allem im Schulterbereich und oberen
  Nacken)

Hinweis:

» Der Hals sollte lang und entspannt sein.
» Die Kraft kommt aus dem Powerhouse.

II. DAS GRUNDPRINZIP

Die Bauchatmung

Einatmen

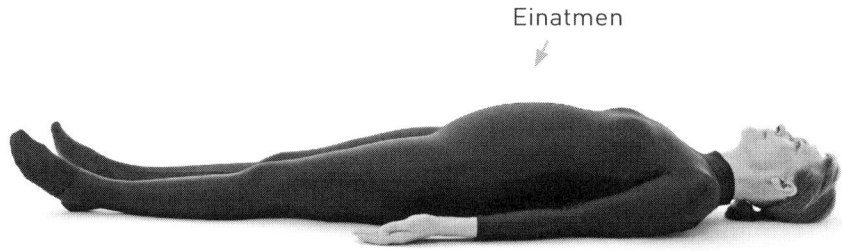

Ausatmen

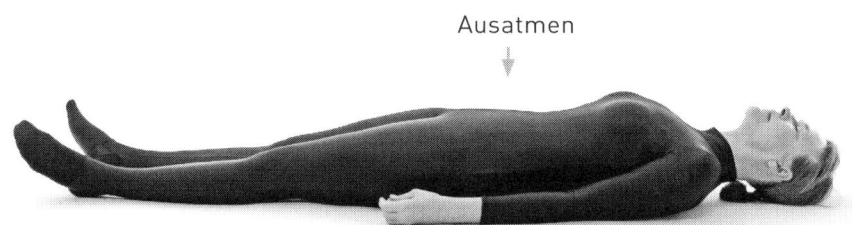

Die bewusste Bauchatmung zieht sich durch alle Übungen und führt zu einer tiefen körperlichen und geistigen Entspannung.

Körperliche Entspannung führt zu geistiger Entspannung. Es kommt zu einer besseren Durchblutung des ganzen Körpers sowie zu einer Anregung des Stoffwechsels.

Entspannt auf dem Rücken liegen. Beim Einatmen hebt sich der Bauch und beim Ausatmen senkt er sich wieder. Man kann eine Hand auf den Bauch legen und diese Bewegung spüren.

Bei zunehmender Entspannung werden die Atembewegungen langsamer, insbesondere die Ausatmung immer länger.

III. ÜBUNGEN

Die stehende Vorwärtsbeuge –
Auf- und Abrollen im Stehen

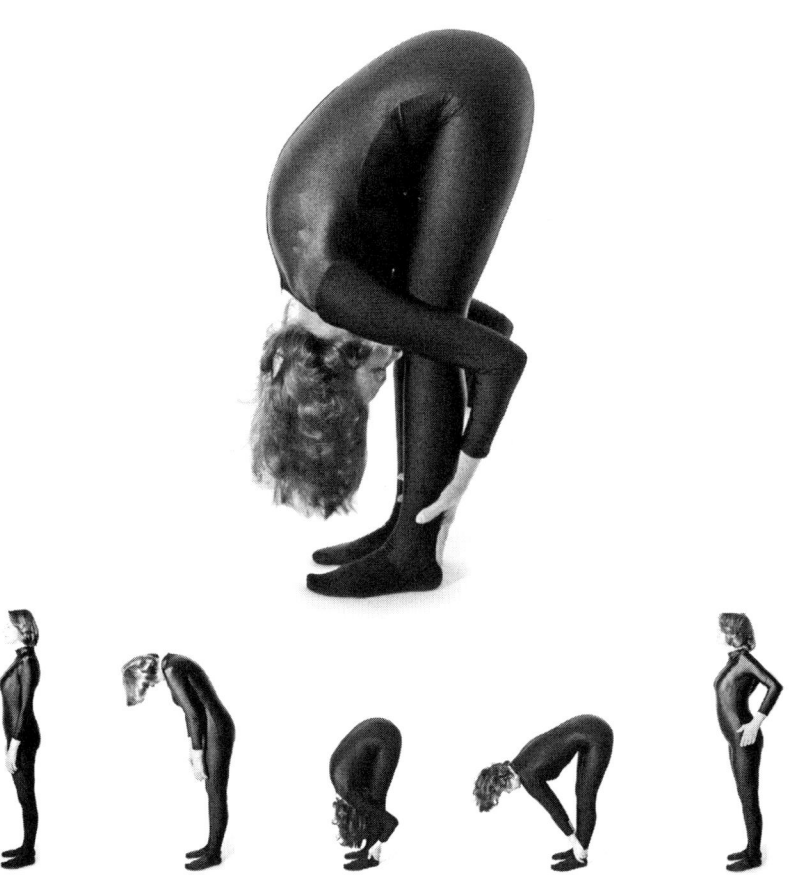

Diese Übung macht die Wirbelsäule elastisch, beweglich und geschmeidig. Die Sehnen des Kniegelenks und die gesamte Muskulatur der Beinrückseiten werden gedehnt, die Taille gestrafft.

Der Körper profitiert von der Schwerkraft, wichtig dabei ist, dass Kopf und Nacken ganz entspannt sind und der Scheitel in den Boden zieht. Dadurch werden die Blutzufuhr ins Gehirn unterstützt, das Nervensystem gestärkt und die Abwehrkräfte angeregt.

Die Übung beseitigt „Trägheit" im Körper und macht ihn leicht und lebendig. Sie steigert die Konzentrationsfähigkeit und hilft Demut und Hingabe zu fördern.

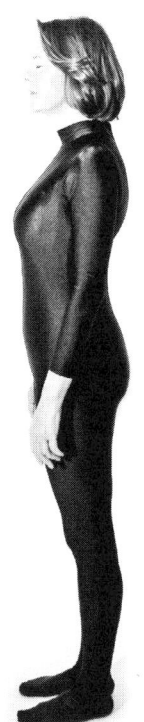

[1]

Beginn und Ende im aufrechten
Stand, auch Bergposition genannt.
Beine durchgestreckt,
Arme hängen locker.
Tief ein- und ausatmen.

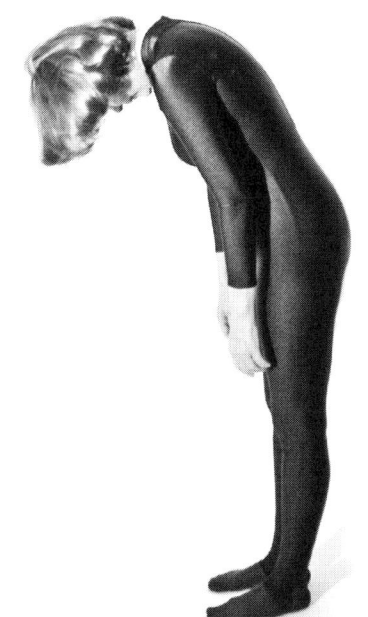

[3]

Wirbel für Wirbel abrollen.
Der Rücken wird ganz rund.

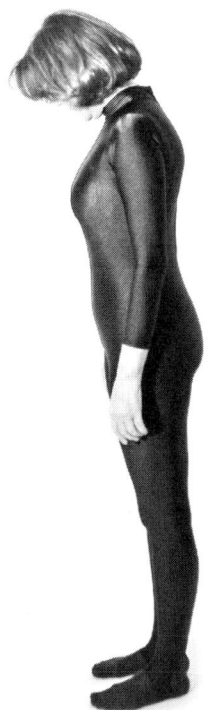

[2]

Mit dem Abrollen
beginnen. Nabel
zur Wirbelsäule.

[4]

Der Bauch geht
in Richtung
Oberschenkel.

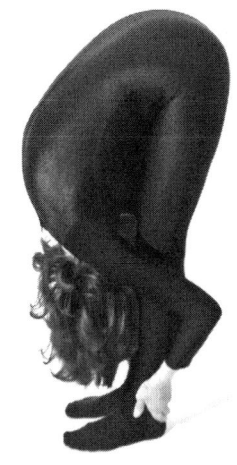

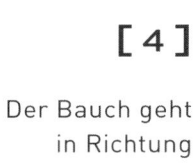

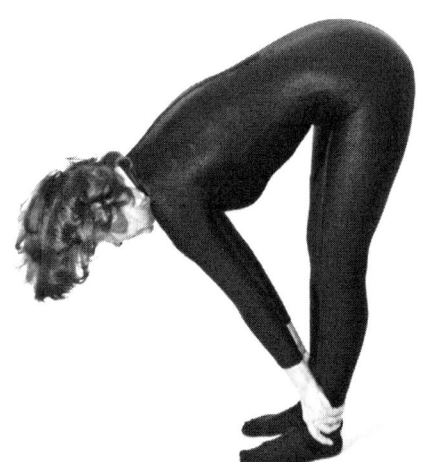

[5]

Aus der Vorwärts-
beuge nur den
Oberkörper
strecken.

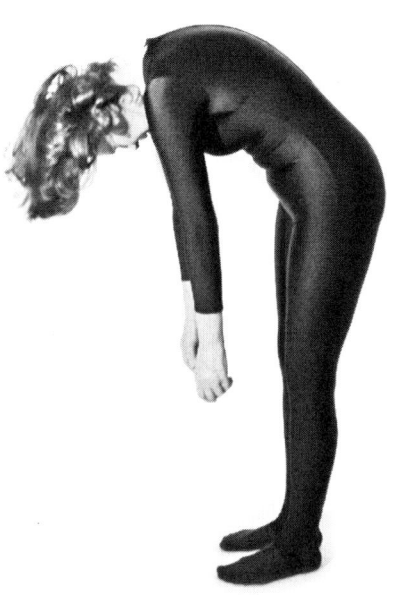

[7]

Langsam
wieder
aufrollen.

[6]

Und wieder schwer
fallen lassen.
Der Scheitel zieht in
den Boden.

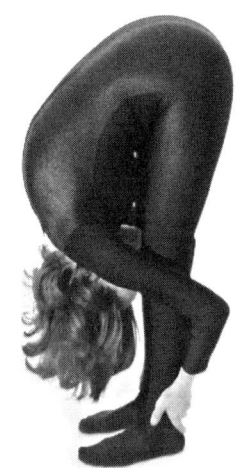

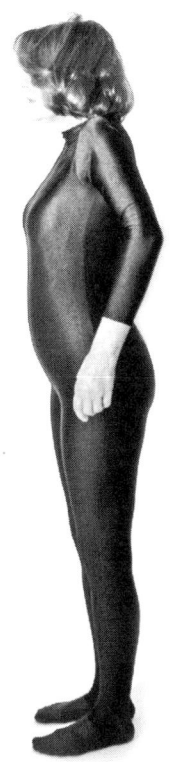

[8]

Aufgerichtet die
Schultern zu den
Ohren ziehen.

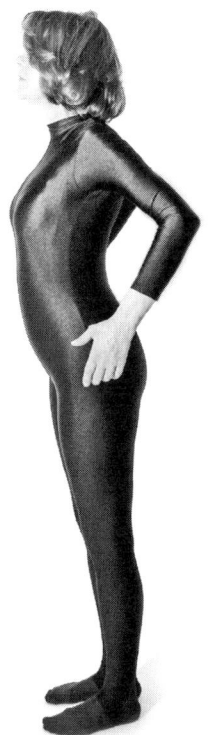

[9]

Schultern nach
hinten absenken,
Brustkorb öffnen.

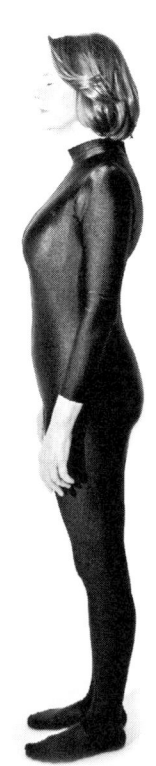

[10]

Im aufrechten Stand
die Übung beenden.

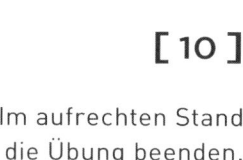

Die seitliche Beuge im Stand

[1]

Im aufrechten Stand Arme nach oben strecken.

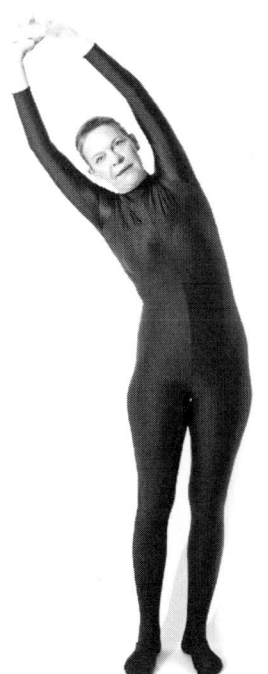

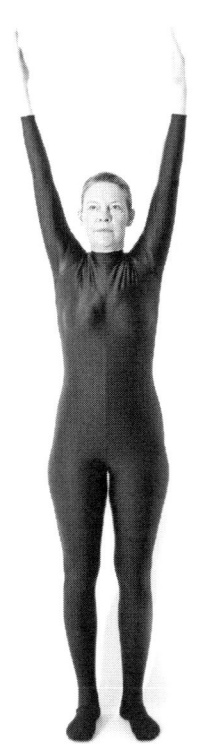

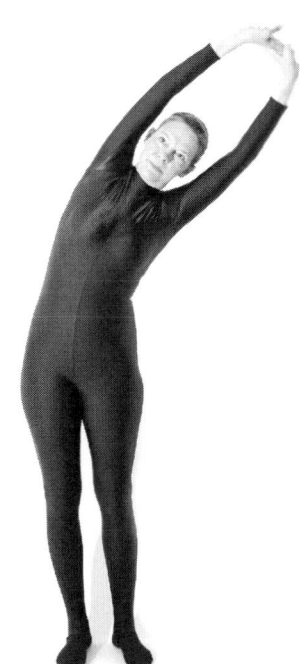

[2]

Gesäß und Bauch anspannen und Oberkörper zur Seite beugen.

Der Hund

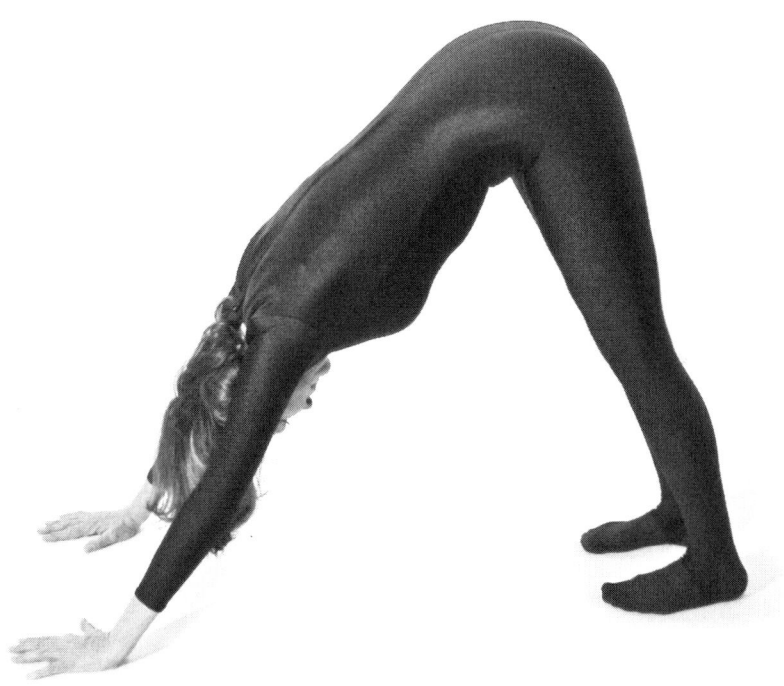

Vorsicht bei:
⟩ Hohem Blutdruck
⟩ Schmerzen im Handgelenk

Diese Übung strafft die Taille, dehnt die Sehnen in den Beinen und die Beinrückseiten, verleiht der Wirbelsäule Elastizität und öffnet die Schulterpartie. Sie kräftigt die Arm-, Rücken- und Beinmuskulatur und erfrischt den ganzen Körper. Die Durchblutung in Kopf und Gehirn wird gefördert. Blutkreislauf und Körperenergie werden reguliert.

Man kann die Übung aus dem Kniestand beginnen oder aus der stehenden Vorwärtsbeuge.

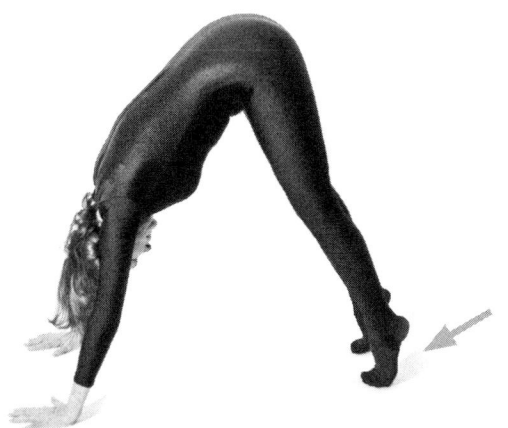

Variation:
Auf den Zehen stehen. Fersen wieder auf den Boden absenken, möglichst ohne das Gesäß zu bewegen. Dadurch wird die gesamte hintere Beinmuskulatur gedehnt.

Kopf hängen lassen. Nacken und Schultern locker lassen. Nabel zur Wirbelsäule.

Die Schulterbrücke

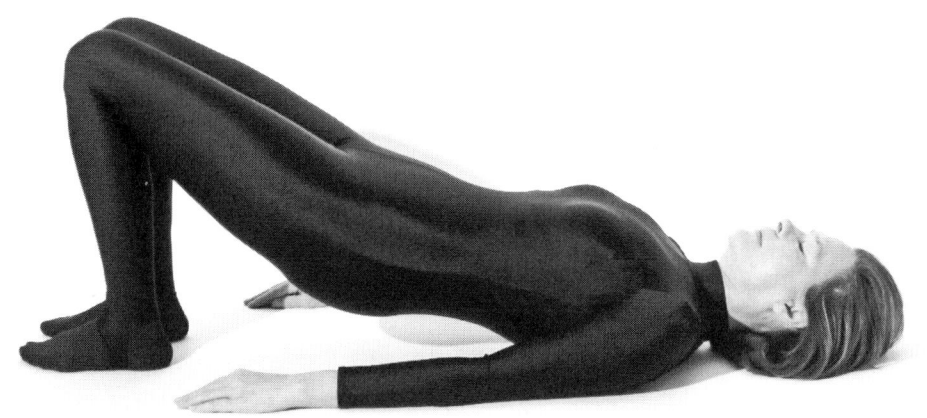

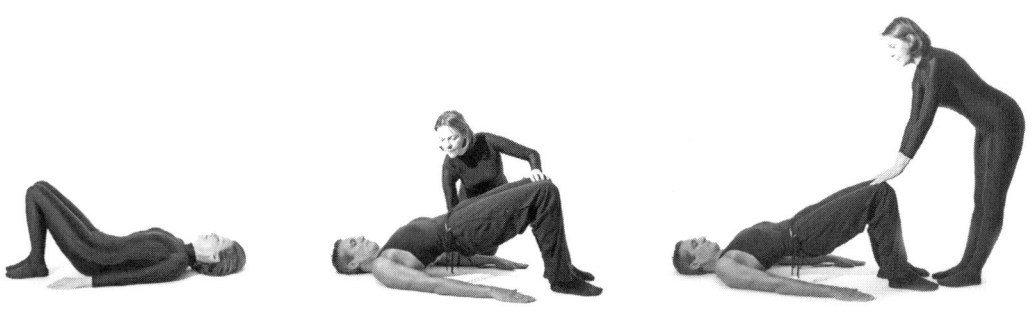

Die Schulterbrücke ist im Prinzip eine leichte Rückwärtsbeuge, bei der man vom Boden unterstützt wird. Sie mobilisiert den Rücken, entlastet die Hüftgelenke, Bänder und Muskeln dehnen sich, Brustkorb und Schultern werden geöffnet.

Diese Übung ist gut für das Gesäß und den Beckenboden, da sie vor allem die Muskeln des unteren Rückens entspannt und gleichzeitig stärkt. So wird Kreuzschmerzen vorgebeugt und im Becken gestautes Blut kann wieder zurück zum Herzen fließen.

Die Schulterbrücke beruhigt den Geist, leichte Depressionen und Kopfschmerzen können gelindert werden.

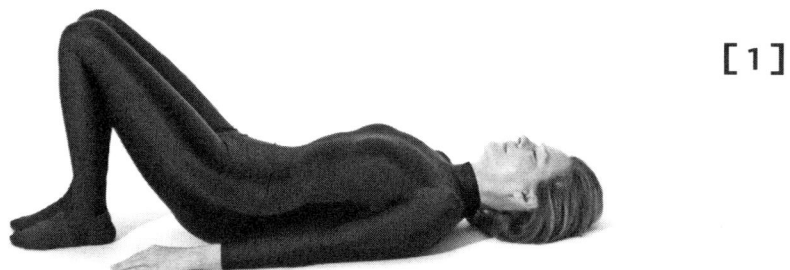

[1]

Rückenlage. Beine anwinkeln und hüftbreit aufstellen.
Ausatmen und die Bauchdecke senken.
Einatmen, Gesäß anspannen, Nabel zur Wirbelsäule.

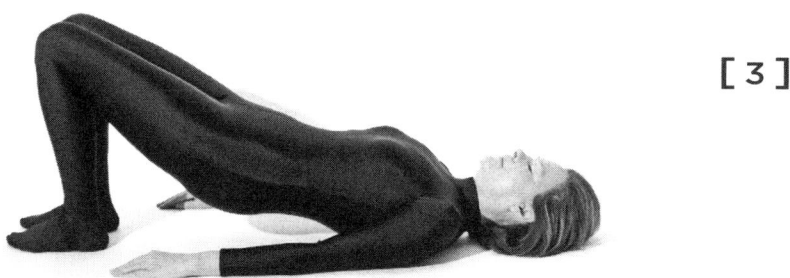

[3]

Beim Ausatmen Wirbel für Wirbel aufrollen.
Das Gewicht ruht auf den Schultern, die breit auf dem Boden
liegen. Der Nacken ist locker. In der höchsten Position einatmen
und beim Ausatmen Wirbel für Wirbel wieder abrollen.

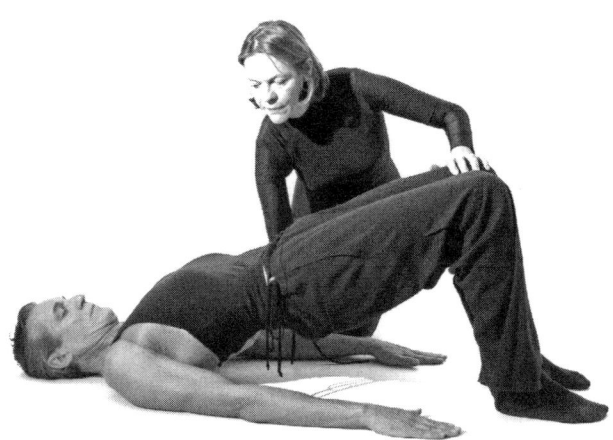

[2]

Die Oberschenkel sind lang gezogen. Auf das Kreuzbein achten. Durch die Kraft aus dem Powerhouse wird das Kreuz gestützt.

Hinweis:
Man kann in dieser Position auch länger verweilen. Die Entspannung führt zu höherer Konzentration. Verspannungen im gesamten Oberkörper bis zur Schädelbasis können sich lösen.

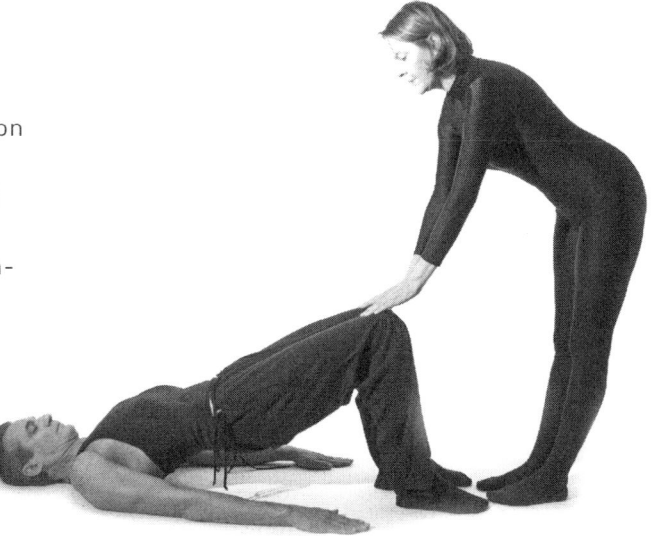

Das einfache Beinkreisen und die Beindehnung

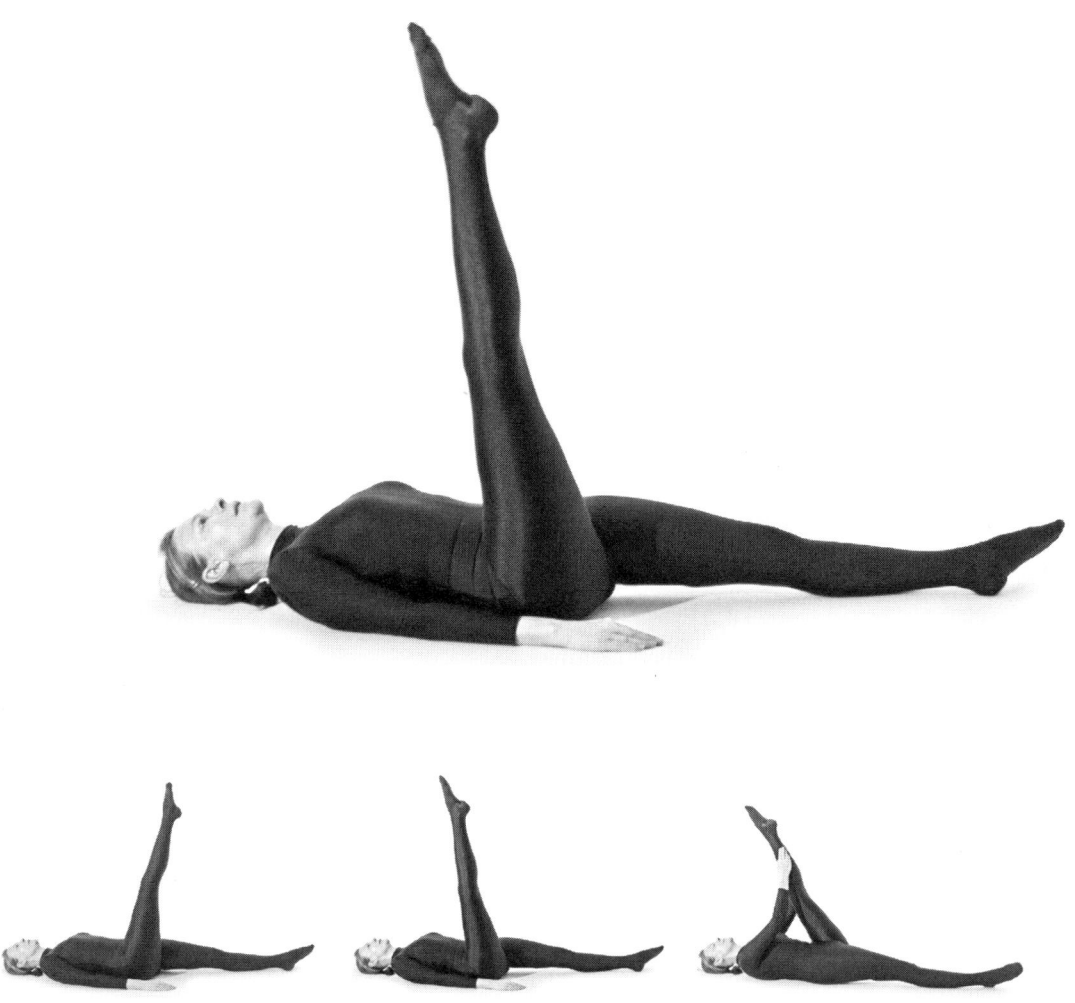

Diese Übung streckt und kräftigt die Beine. Durch die Anspannung des vorderen Oberschenkels wird die Beinrückseite gedehnt. In der Rückenlage ist das Kniegelenk frei von Belastung und die Muskeln rund um das Knie werden gestärkt. Durch das Kreisen wird auch das Hüftgelenk beweglicher.

Das Training der Beine hat einen tieferen Sinn. Gesunde und starke Beine geben einen sicheren Stand im Leben, sorgen für Stabilität und Sicherheit.

In Rückenlage jeweils ein Bein in der Luft durchstrecken. Oberschenkelmuskel anspannen und Fußspitze nach oben strecken. Bauch- und Rückenmuskulatur sind fest angespannt, nur das kreisende Bein bewegt sich. Nabel zur Wirbelsäule ziehen, Becken ruhig halten. Die Schultern sind entspannt, die Arme liegen neben dem Körper. Handinnenflächen gegen die Matte drücken. Das aktiviert den breiten Rückenmuskel und verleiht dem Körper Stabilität.

Abschließend wird das Bein gedehnt, indem das Bein mit beiden Händen Richtung Brustkorb gezogen wird. Falls diese Bewegung im Knie schmerzt, das Bein am Oberschenkel fassen und zum Brustkorb ziehen. Keine Schmerzgrenze überschreiten!

[1]

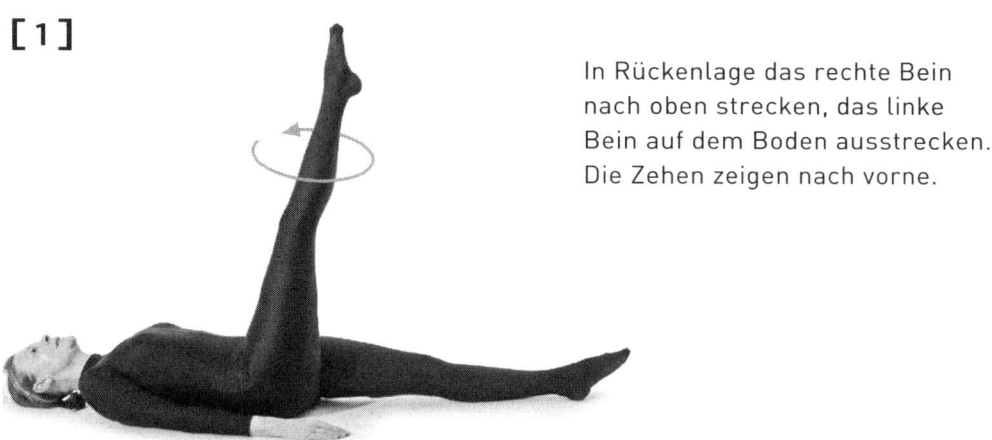

In Rückenlage das rechte Bein
nach oben strecken, das linke
Bein auf dem Boden ausstrecken.
Die Zehen zeigen nach vorne.

[3]

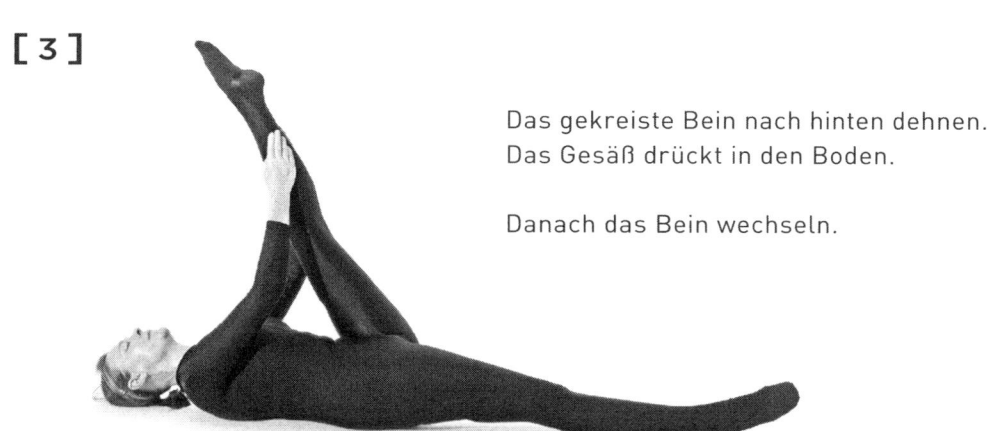

Das gekreiste Bein nach hinten dehnen.
Das Gesäß drückt in den Boden.

Danach das Bein wechseln.

[2]

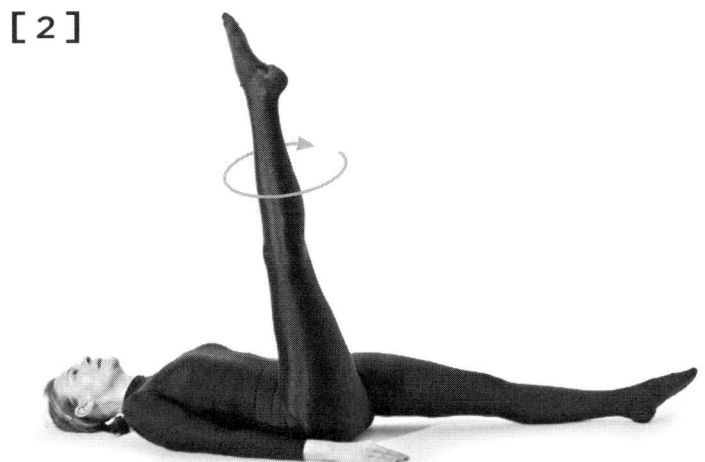

Beim Einatmen 5 kleine Kreise im Uhrzeigersinn, beim Ausatmen 5 kleine Kreise in die Gegenrichtung ziehen. Die jeweils andere Körperhälfte anspannen.

Wichtig:
Nach dieser Übung flach auf dem Boden liegen bleiben und in die gedehnte Körperhälfte hineinspüren. Man fühlt eine deutliche Verlängerung dieser Seite.

Variation:

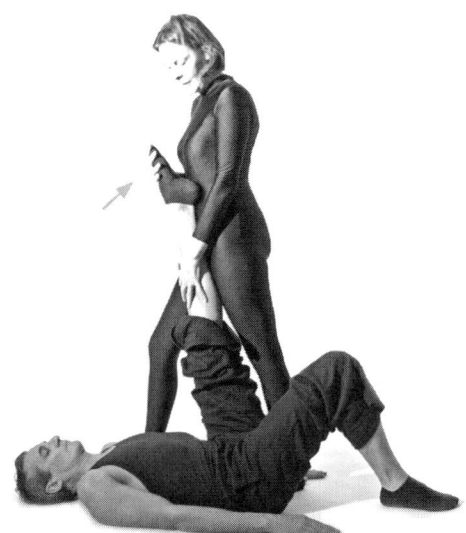

[1]

Mit Hilfestellung zur Dehnung

[3]

Fuß flexen für maximale Dehnung.

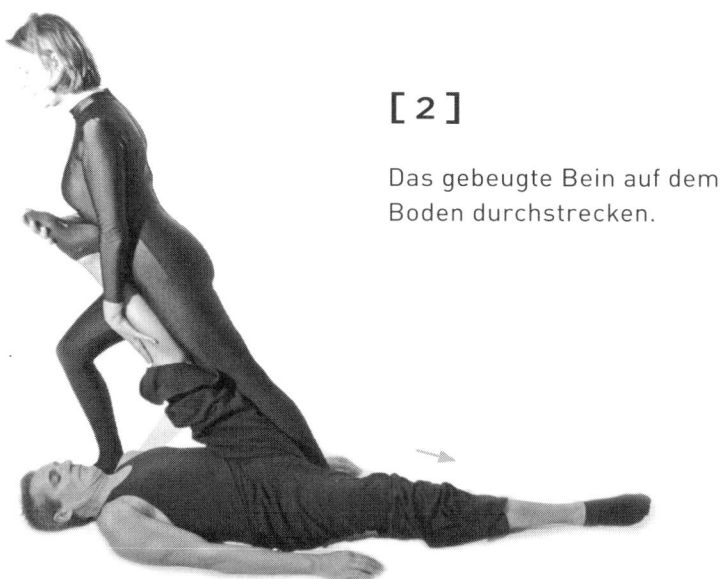

[2]

Das gebeugte Bein auf dem
Boden durchstrecken.

Der Hunderter

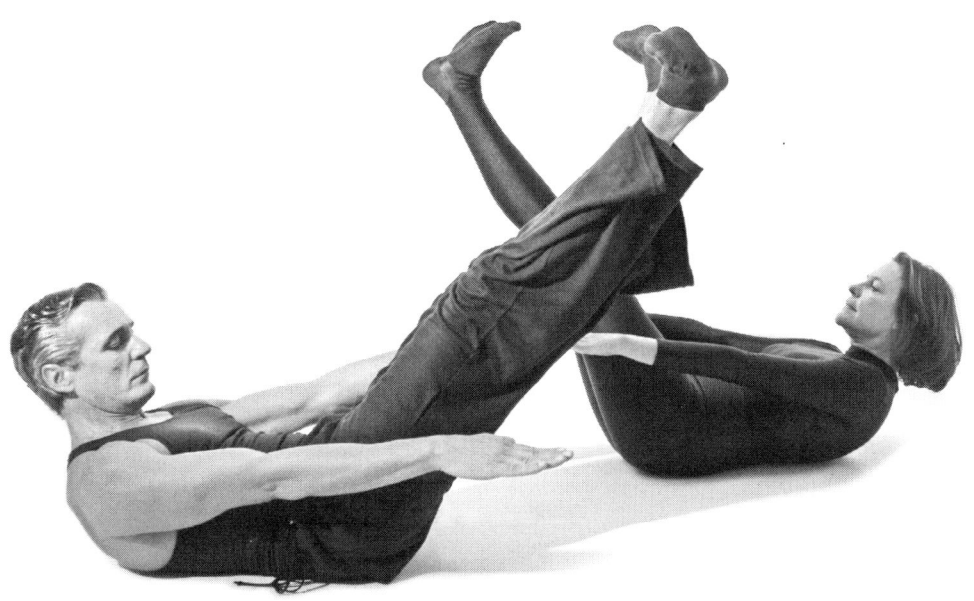

Diese Übung verbessert die Koordination von Atmung und Bewegung, stärkt die Bauchmuskeln und festigt den Rücken.

Sie fördert das innere Gleichgewicht und wirkt besonders gut bei Nervosität.

Aus der Rückenlage die Beine nach oben strecken. Beim Ausatmen den Oberkörper heben. Mit den Armen pumpen und dabei tief aus- und einatmen.

Der Oberkörper bleibt stabil, die gestreckten Arme werden gegen einen imaginären Widerstand bewegt.

Das Auf- und Abrollen im Liegen

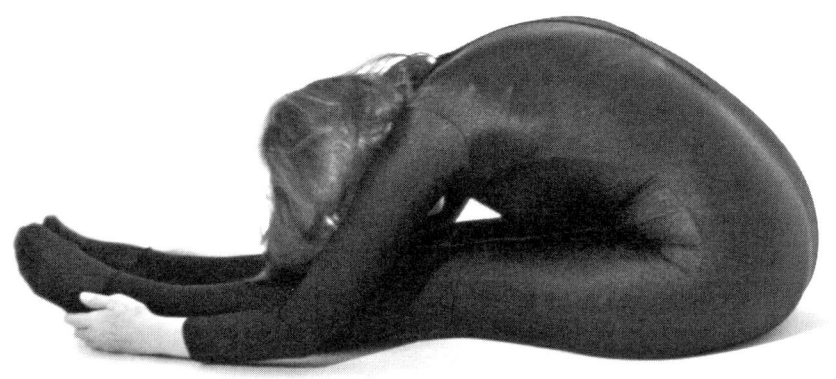

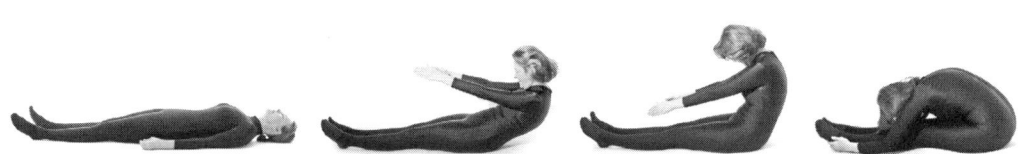

Diese Übung erfasst den ganzen Körper. Aus der Ruheposition in die aktive Bewegung löst sie Blockaden und macht die Flüssigkeitskanäle frei.

Durch den harmonischen Bewegungsablauf – ohne ruckartige oder hektische Bewegungen – erfühlt man den Fluss des Lebens. Die Übung fördert die Körperwahrnehmung und die geistige Klarheit.

Die Aufmerksamkeit liegt in der Ruheposition auf dem Körperzentrum. Im kontrollierten Aufrollen werden die Bauchmuskeln gestärkt, die Aufmerksamkeit ruht in der Bewegung.

Beim Aufrollen aus der Rückenlage öffnet sich der Rücken, beim Aufrollen aus der Vorwärtsbeuge der Brustkorb. Damit verbunden, öffnet sich die Brust, das Brustbein bekommt mehr Raum. Für mich ist hier der Sitz des inneren Diamanten, der nun erstrahlen kann. Dadurch wird man von seiner Umwelt stark und klar wahrgenommen und fühlt sich selbst auch so.

[1]

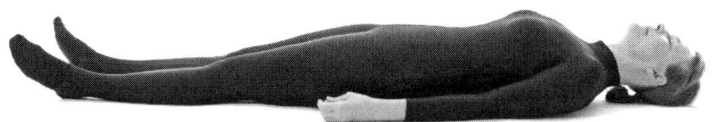

Ausgangsposition: Rückenlage

[3]

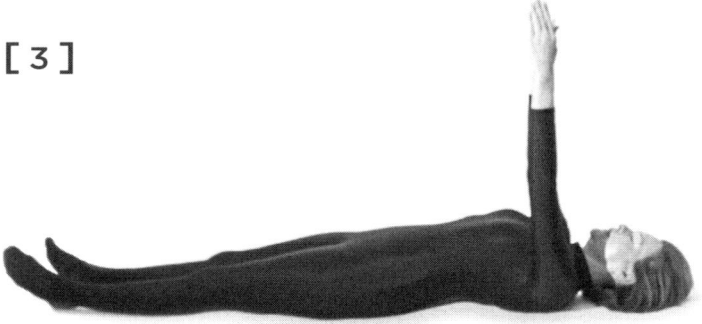

Arme nach oben führen, das Powerhouse – Gesäß und Bauch-muskeln – anspannen, Nabel zur Wirbelsäule, Kinn zur Brust ziehen und die Verbindung mit den tiefen Bauchmuskeln erfühlen.

[2]

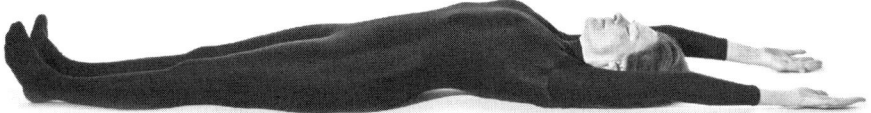

Arme schulterbreit nach hinten durchstrecken.
Beine geschlossen auf dem Boden.

[4]

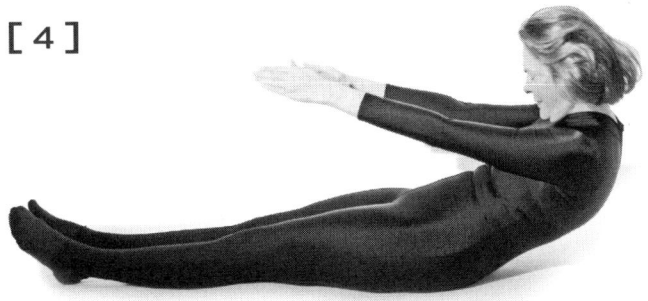

Wirbel für Wirbel aufrollen – weg von der Matte nach oben.

[5]

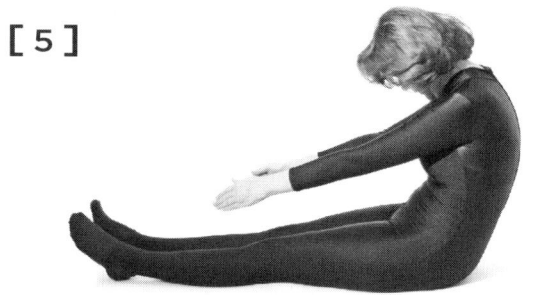

Der gesamte Unterkörper
bleibt ruhig.

[7]

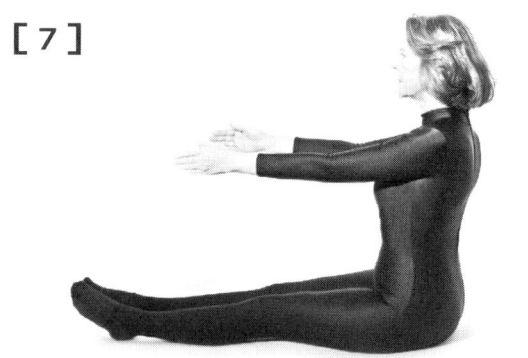

Nach oben wachsen in den
geraden Strecksitz.

Der Diamant leuchtet im
Brustkorb.

[9]

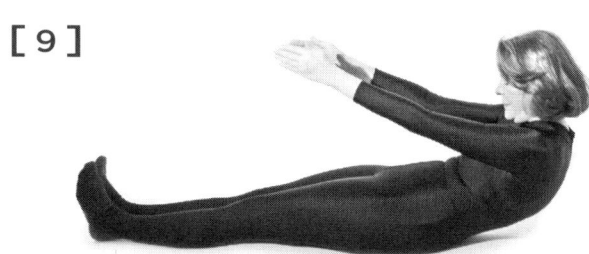

Die Füße bleiben ruhig, die Kraft
kommt aus dem Powerhouse.

[6]

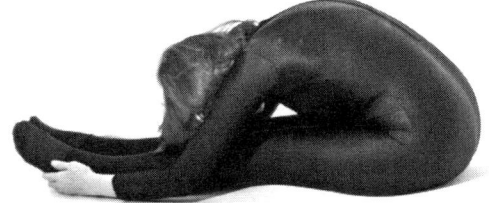

Oberkörper nach vorne abrollen.

[8]

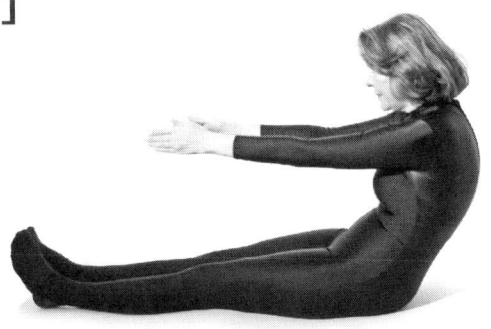

Runder Rücken, aus der Mitte
nach hinten abrollen.

[10]

Arme nach hinten strecken, danach in die Ausgangsposition zurück und in den Körper hineinspüren.

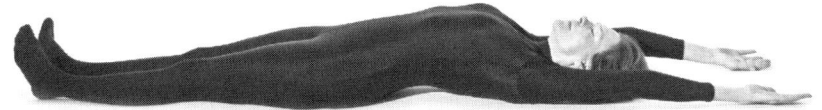

Der Ball – rollen wie ein Ball

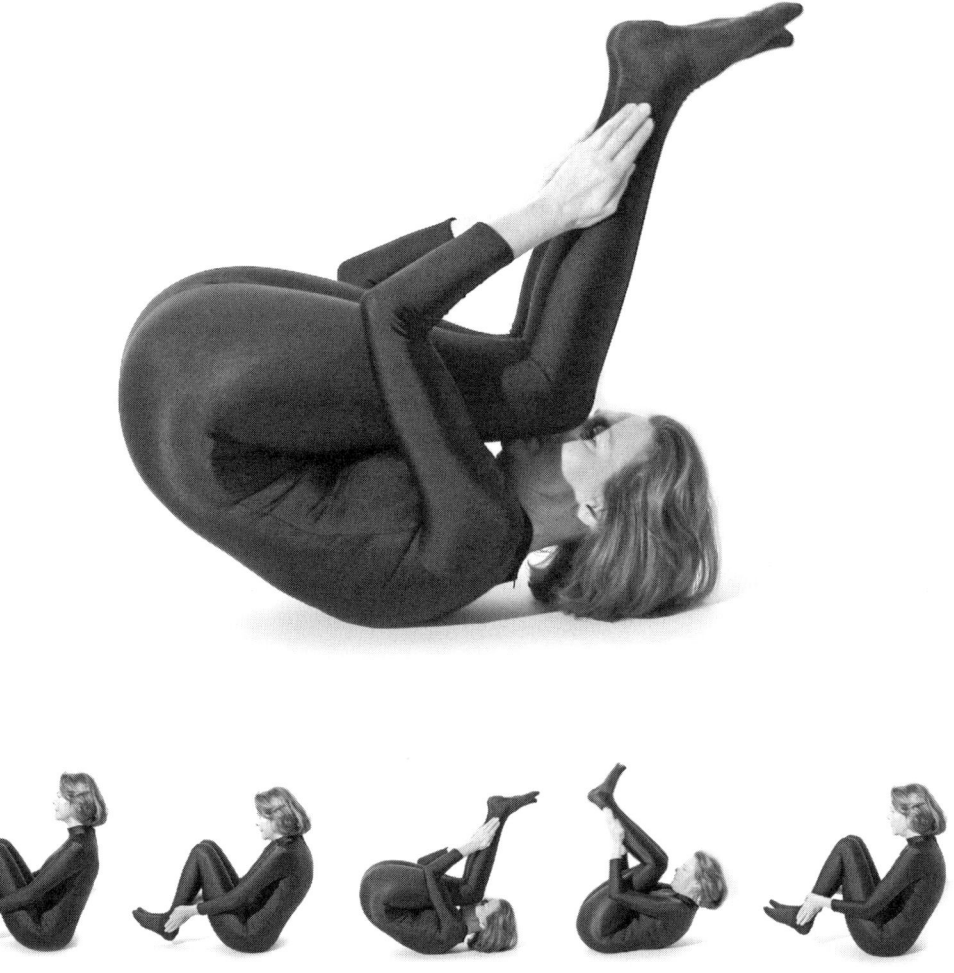

Bei regelmäßiger Ausführung hält diese Übung ein Leben lang beweglich.

Nicht mit Schwung, sondern mehr mit den Bauch-muskeln wird die Bewegung gesteuert. Indem man den Rücken in die Matte drückt, werden Wirbel-säule, Rippen und Becken massiert und die dort ansetzenden Muskeln gelockert.

Beim Kippen können sich muskuläre Dysbalancen zeigen. Man kann sie ausgleichen, indem man sich auf die jeweils gegenüberliegende Seite der Bauch-muskulatur konzentriert und diese anspannt.

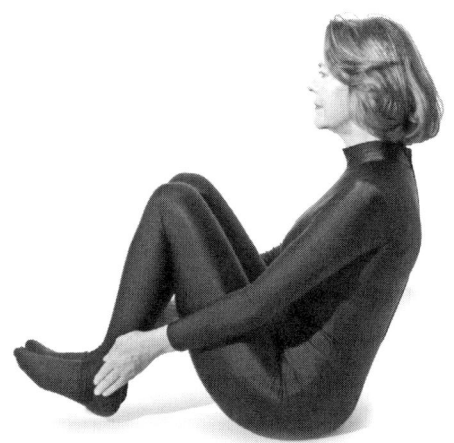

[1]

Start in aufrechter Sitzhaltung

Die Beine anwinkeln und die Hände berühren die Knöchel.

[3]

Einatmen – nach hinten rollen.

Die Wirbelsäule sollte Wirbel für Wirbel spürbar sein – das bedarf einiger Übung.

Der Kopf darf nicht den Boden berühren.

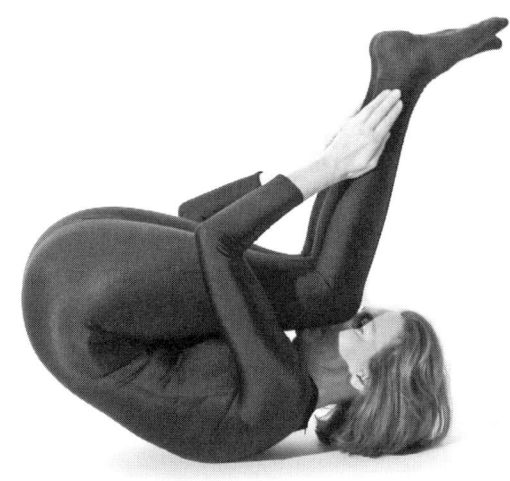

[2]

Powerhouse aktivieren, Bauchmuskeln anspannen und Bauchnabel Richtung Wirbelsäule ziehen.

Den Rücken wie ein großes C runden. Das Körpergewicht liegt hinter den Sitzbeinhöckern.

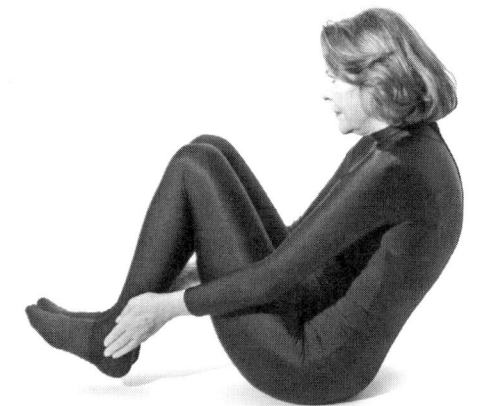

[4]

[5]

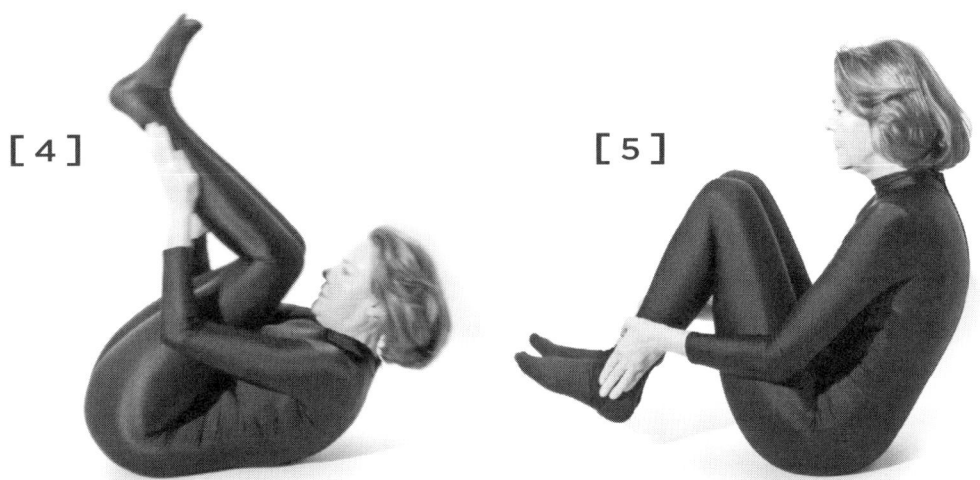

Rund wieder aufrollen und ausatmen.

Variation:

[1]

Die Knie auseinanderfallen lassen,
mit den Armen zwischen die Beine
greifen und die Hände von innen auf
die äußeren Knöchel legen.

Rücken abrunden und abrollen.

Die Wirbelsäule wird in dieser
Variante noch biegsamer.

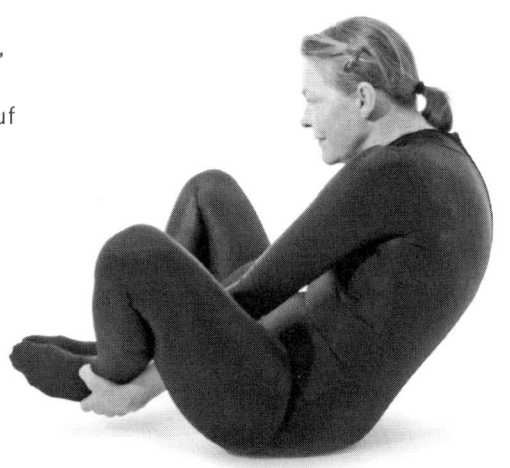

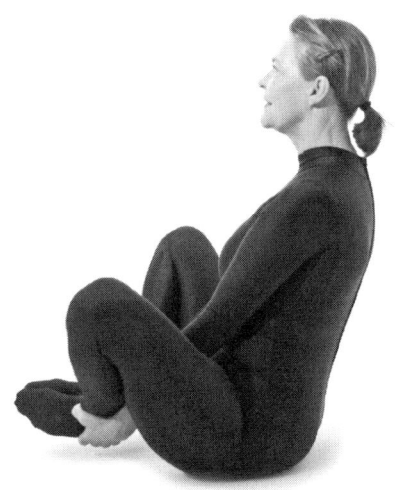

[3]

Aufrollen und aufrecht
sitzend beenden.

[2]

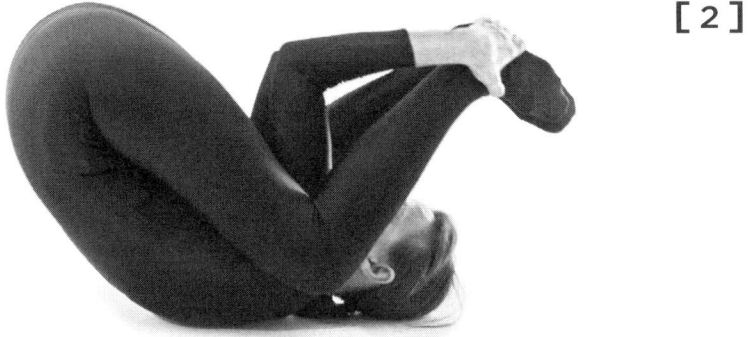

Nur bis zum Schulteransatz nach hinten abrollen.

Der Drehsitz

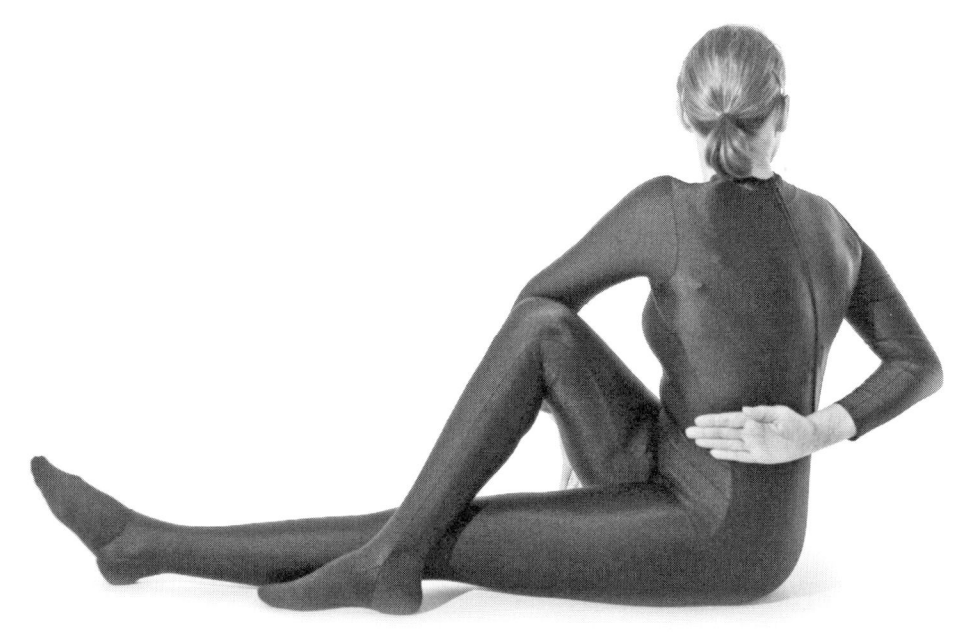

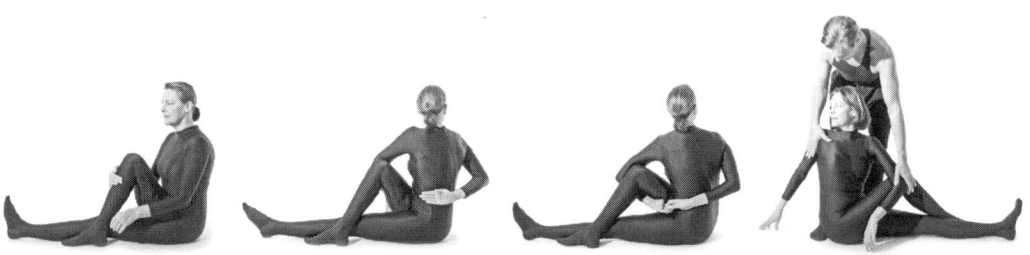

Bei dieser Übung wird die Wirbelsäule seitlich gedreht und beweglich gehalten. Die Organe im Unterleib werden massiert. Dadurch wird die Verdauung angeregt und die Bandscheiben werden stabilisiert. Zudem entspannt sich die Rückenmuskulatur, das sympathische Nervensystem wird gestärkt.

Die Muskeln und Nerven werden auf einer Körperseite zusammengedrückt und auf der anderen Seite gedehnt.

Diese Übung hilft, die innere Würde zu behalten, seinen Idealen treu zu bleiben und das Gleichgewicht zu halten, auch wenn sich die äußeren Umstände ändern. Sie wirkt stressabbauend, nervenstärkend und beruhigend.

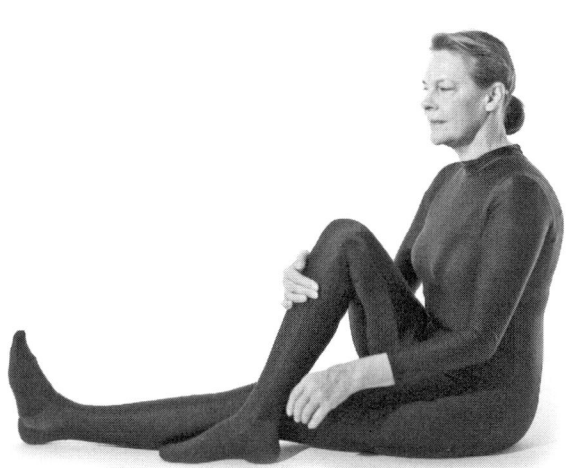

[1]

Den rechten Fuß auf die äußere Seite des linken Knies stellen.

Oberkörper nach oben strecken und den rechten Arm in einem großen Bogen hinter dem Rücken zur linken Hüfte führen.

Der linke Arm ruht auf der Außenseite des rechten Oberschenkels.

[2]

Oberkörper nach oben strecken. Bauch- und Rückenmuskeln entspannen. Brustkorb öffnen.

Beim Ausatmen sanft tiefer in die Dehnung gehen. Beim Einatmen den Körper festhalten.

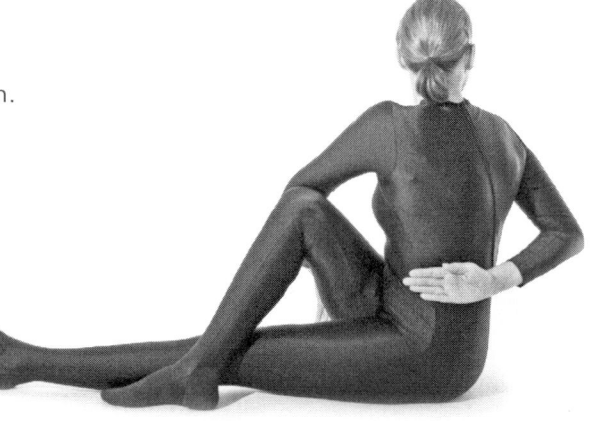

Variationen:

Der linke Arm ruht auf der
Außenseite des Oberschenkels,
den rechten Arm nach hinten
führen und auf dem Boden
abstützen. Dabei den Oberkörper drehen.

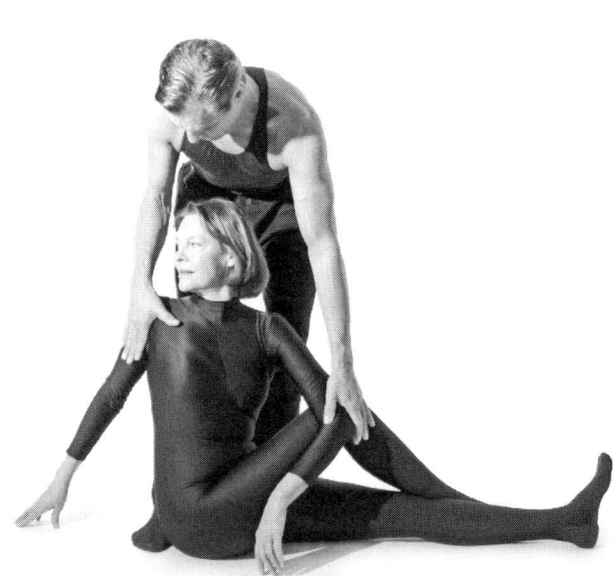

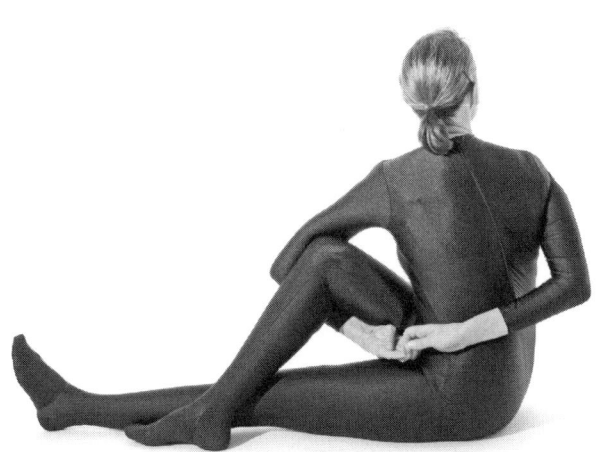

Höherer Schwierigkeitsgrad:
Oberkörper weiter drehen.
Der linke Arm greift unter
dem rechten Bein durch und
ergreift hinter dem Rücken
die rechte Hand.

Die Säge und die seitliche Dehnung

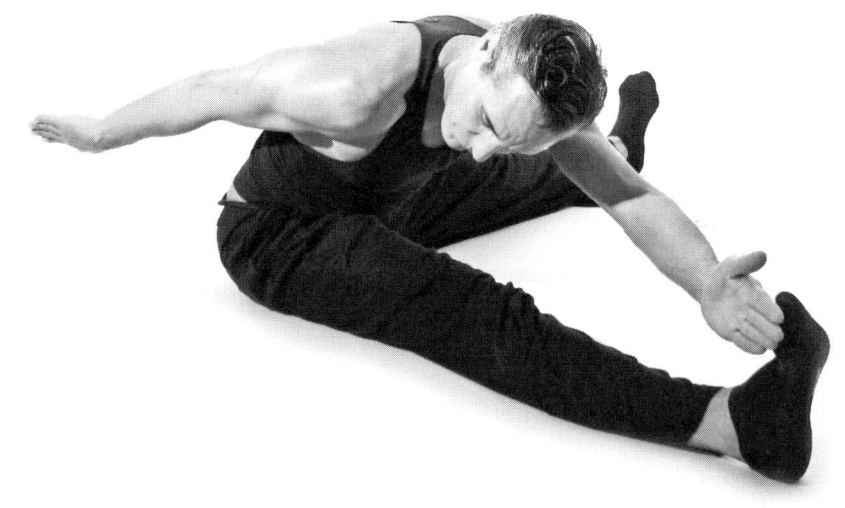

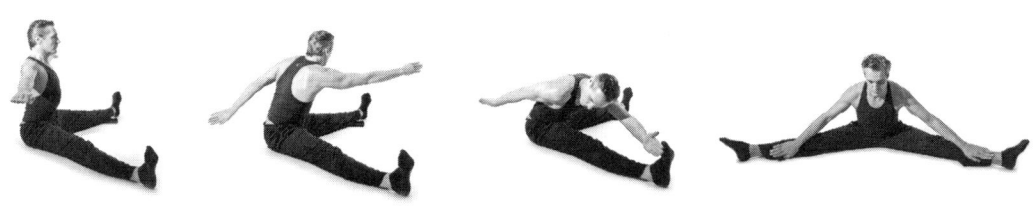

Diese Übung kommt aus dem Pilates und ist eine Kombination aus Drehung, Beugung und Aufrichtung der Wirbelsäule. Sie trainiert die tiefe und seitliche Rumpfmuskulatur und dehnt die Oberschenkel. Die Rückenmuskeln werden nicht nur gestärkt, sondern auch massiert.

Drehungen wirken reinigend. Verbrauchte Luft wird aus den Lungen befördert, die Bauchorgane werden massiert und führen Gifte ab, die bei der Verdauung entstehen.

Das sympathische Nervensystem wird gestärkt. Die Übung wirkt heilend bei allgemeiner Nervosität, stressabbauend, nervenstärkend, beruhigend und harmonisierend. Sie schafft inneres Gleichgewicht, auch wenn sich äußere Umstände ändern und hilft, die innere Würde zu bewahren. Und sie verleiht elegante und aufrechte Bewegungen.

Wichtig: Das Becken bleibt in neutraler Stellung stabil und dreht sich nicht mit. Wenn der Druck in den Kniekehlen zu stark wird, können die Beine leicht gebeugt werden.

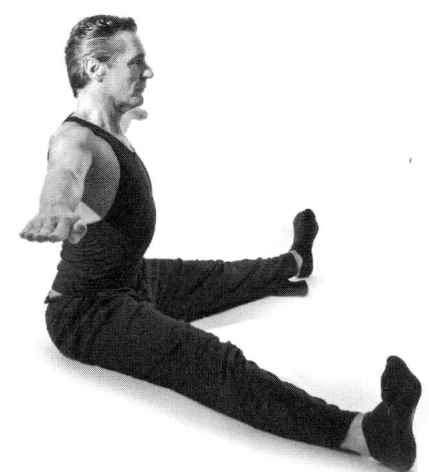

[1]

Aufrecht sitzen, die Beine schräg zur Seite gestreckt und geöffnet. Zehen zeigen nach oben. Arme sind seitlich auf Schulterhöhe gestreckt, Schultern abgesenkt. Fingerspitzen ausstrecken, bis die Oberarmmuskulatur aktiviert ist. Einatmen und die Wirbelsäule nach oben strecken.

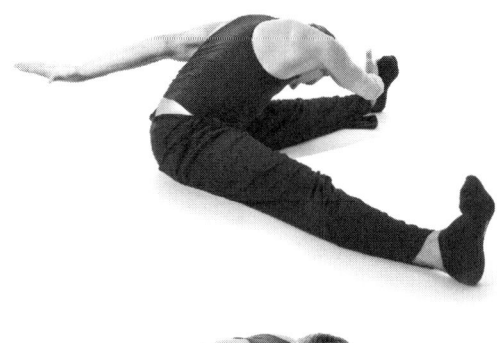

[3]

Beim Ausatmen Wirbel für Wirbel den Oberkörper seitlich abrollen. Die gegenüberliegende Gesäßhälfte bleibt auf dem Boden, der Bauch geht in Richtung Oberschenkel, welche locker bleiben.

Danach die Seite wechseln.

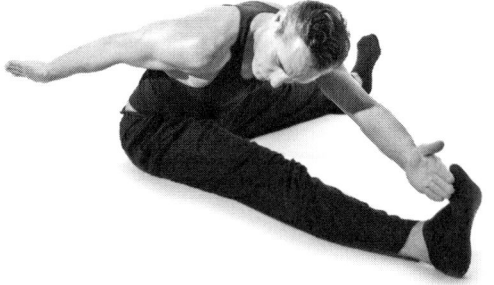

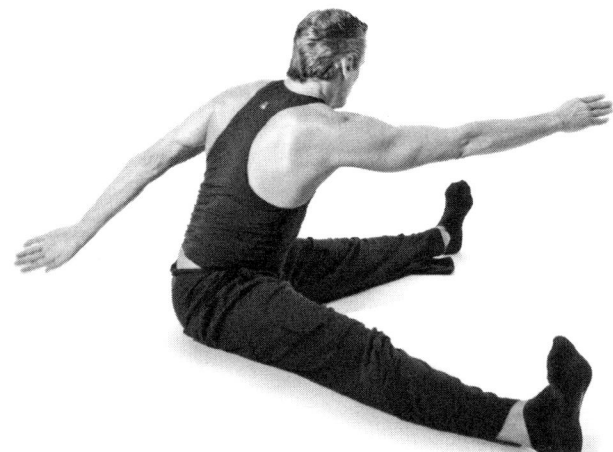

[2]

Oberkörper und Kopf drehen,
Arme dabei mitnehmen.

[4]

Aus der unteren Wirbelsäule nach vorne
dehnen. Nabel zur Wirbelsäule.

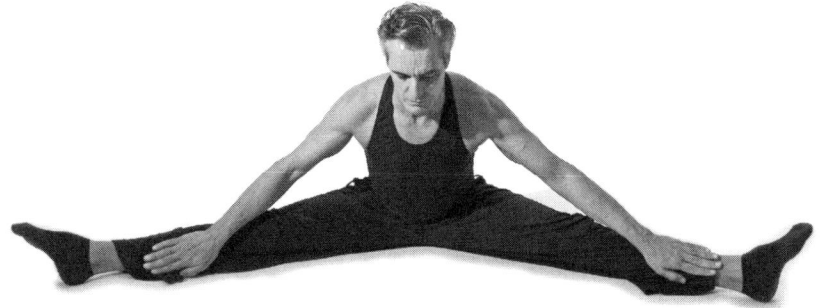

Der Schmetterling

Diese Übung entspannt die Hüften und richtet die Wirbelsäule auf.
Sie bewirkt eine intensive Dehnung der Hüften, des Beckens und
der inneren Oberschenkel und fördert die Leichtigkeit und die
Zufriedenheit.

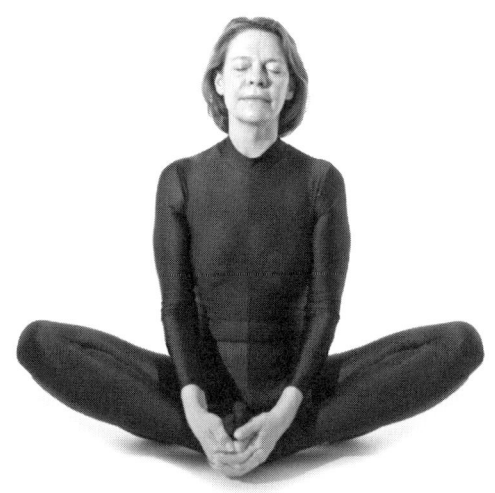

[1]

Rücken gerade. Beine abwinkeln,
die Füße umgreifen und zum Körper
ziehen, Fußsohlen aneinanderdrücken.
Die Knie nach oben und unten bewegen
wie die Flügel eines Schmetterlings,
der gelassen durch die Welt flattert.
Der Oberkörper bleibt ruhig.

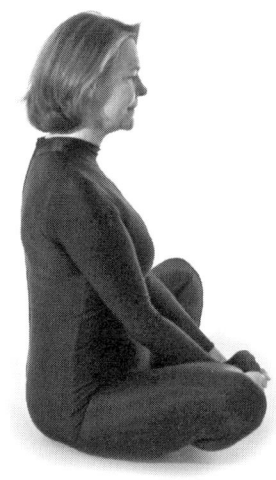

[2]

Stillhalten.

Beine auseinanderfallen lassen,
sodass eine Dehnung der inneren
Oberschenkel zu spüren ist.

Variationen:

[1]

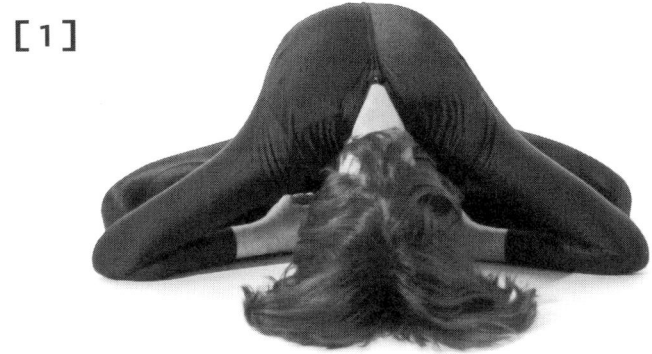

Den Oberkörper nach vorne beugen, Arme vor oder hinter den Körper.

[2]

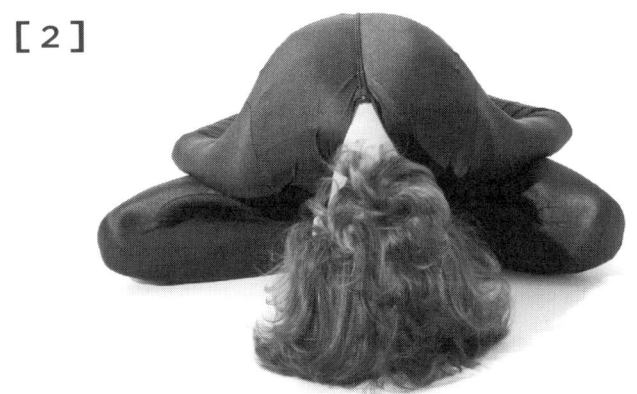

Der Schulterstand

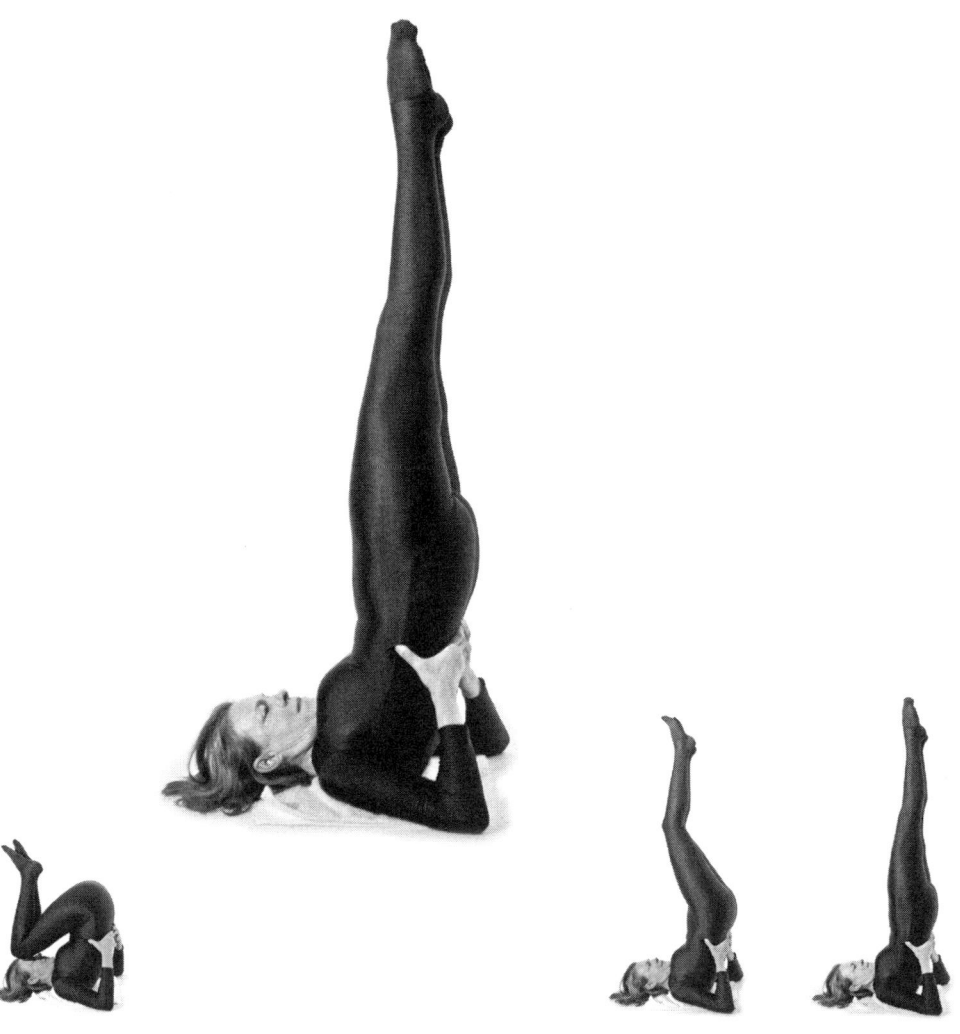

Das ist eine stark energetische Übung, die neue Energie schenkt und bei regelmäßiger Anwendung den gesamten Organismus verjüngt.

Sie hat einen starken Einfluss auf die Schilddrüse, die durch die Kompression des vorderen Halsbereiches verstärkt mit Blut versorgt wird. Die Schilddrüsenhormone beeinflussen Herz, Kreislauf, Zucker-, Fett- und Bindegewebsstoffwechsel sowie das gesamte Nervensystem.

Vorsicht bei:
- Herzschwäche und Bluthochdruck
- Schilddrüsenvergrößerung
- Augenkrankheiten wie erhöhter Augendruck (Star), Netzhautablösung, Bindehautentzündung (Diese Kontra-Indikation gilt nicht für Weit- und Kurzsichtigkeit sowie Astigmatismus.)
- Arteriosklerose und Neigung zu Thrombosen im Gehirn
- Bandscheibenvorfall
- Problemen im Halswirbelsäulenbereich
- Fortgeschrittener Schwangerschaft
- Während der Menstruation

[1]

Aus der Rückenlage Beine und Becken langsam hochheben.

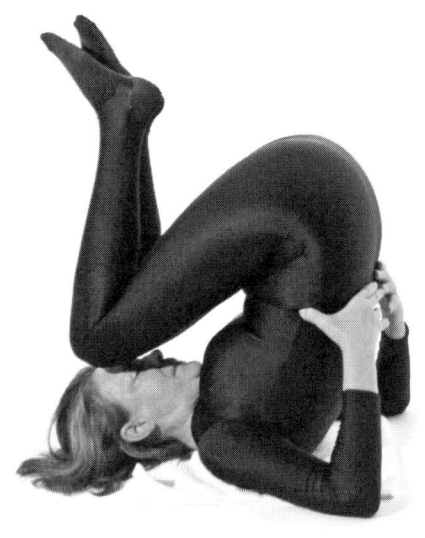

[3]

Die Augen schließen, alle Körperteile entspannen, die nicht zum Halten der Stellung erforderlich sind.

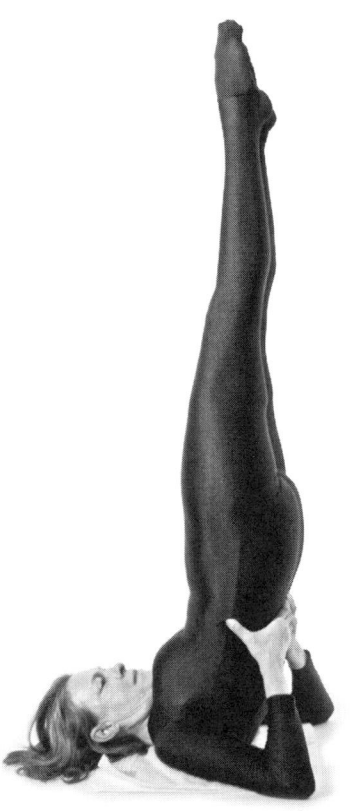

Variation:

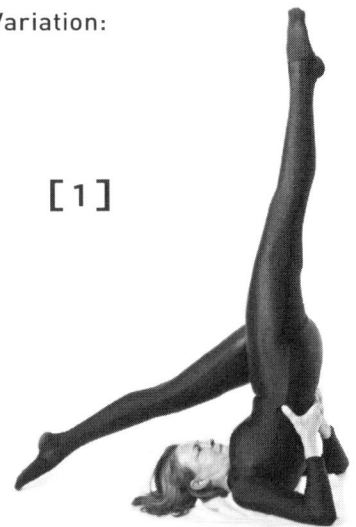

[1]

Der halbe Pflug: Nabel zur Wirbelsäule. Die Kraft ist im Powerhouse.

[2]

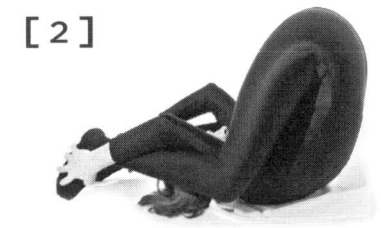

Um aus der Stellung zu kommen,
die Beine abwinkeln, die Knie sind
etwas über dem Kopf. Die Hände auf
den Boden legen und langsam und
kontrolliert zur Rückenlage abrollen.

[2]

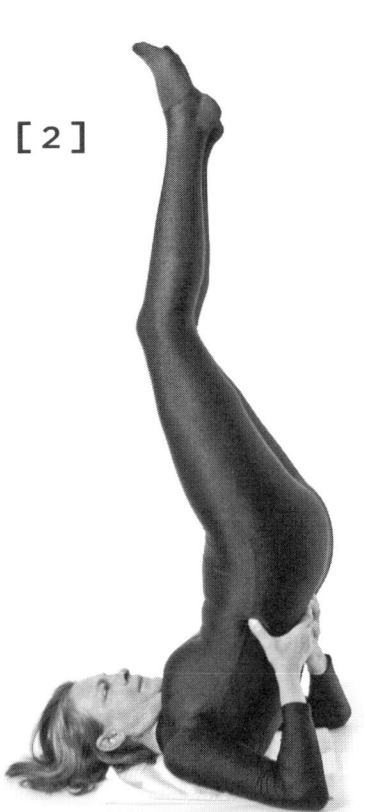

Hände seitlich in den Rücken stützen.
Der Nacken ist lang, das Brustbein
wird fest an das Kinn gedrückt.
Das Körpergewicht ruht fast vollständig auf den Schultern.

Die Brustkorböffnung

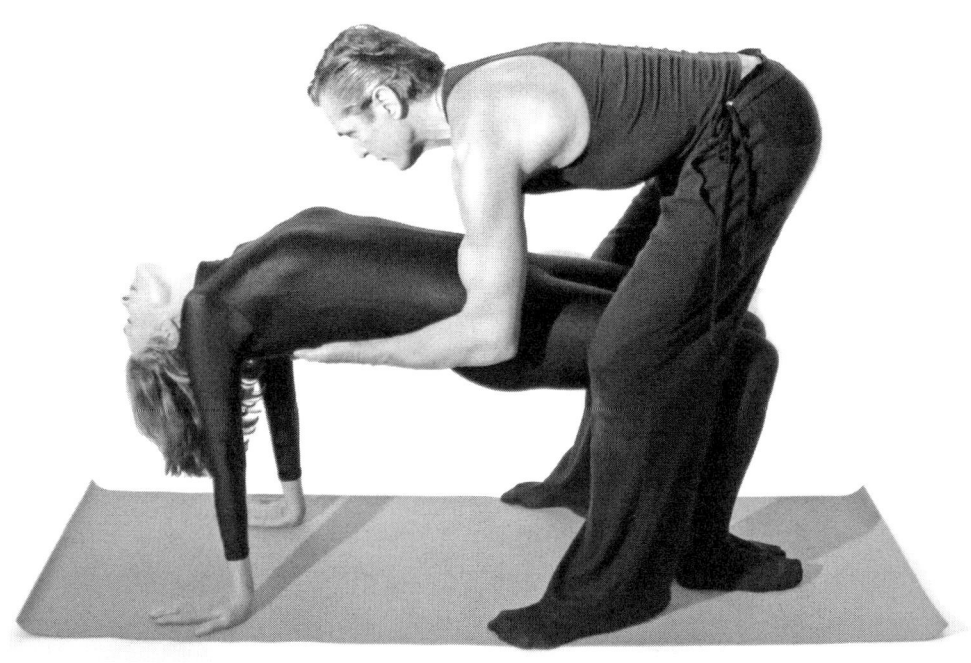

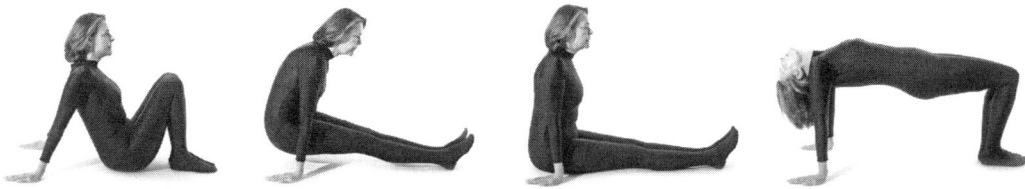

Die Brustkorböffnung fördert die Atmung und kräftigt die Rückseite des Oberkörpers. Die Atemräume weiten sich, der Schulterbereich und der vordere sowie seitliche Brustkorb werden gedehnt.

Die Übung trainiert die Schultermuskeln, löst dort sitzende Verkrampfungen, stärkt die obere Rückenmuskulatur und hilft gegen Rundrücken. Sie macht die Nackengegend biegsam und geschmeidig und harmonisiert die Schilddrüse.

Emotionale Spannungen, speziell im Herz- und Solarplexusbereich, werden abgebaut und man bekommt ein Gefühl von Freiheit, Offenheit und Freude.

Die Brustkorböffnung wirkt verjüngend, gibt Energie und Mut, bekämpft Depressionen und fördert eine aufrechte, weltoffene Haltung.

[1]

Hände, Gesäß und Füße sind
fest auf dem Boden.

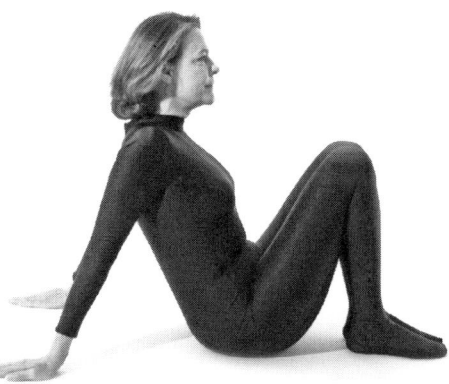

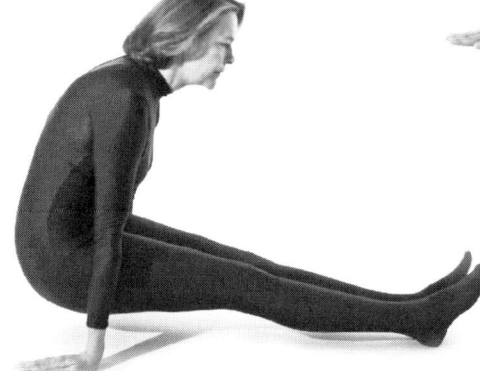

[3]

Das Gesäß bleibt ohne Bodenhaftung,
bis die Beine vollständig gestreckt sind.

[5]

Die Arme drücken
den Körper nach
oben. Die Füße und
Hände sind fest im
Boden verwurzelt.

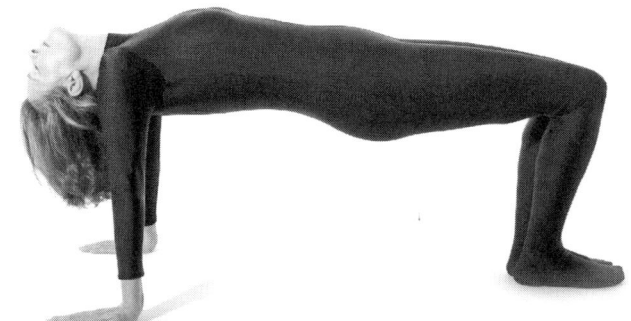

[2]

Powerhouse einsetzen, der
Nabel drückt die Wirbelsäule
nach hinten.

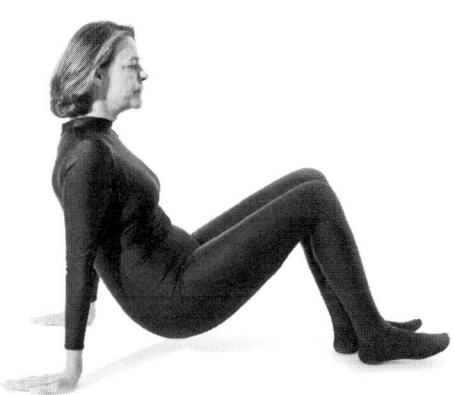

[4]

In gerader Haltung hinsetzen.

Mit Hilfestellung

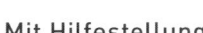

Die Kobra

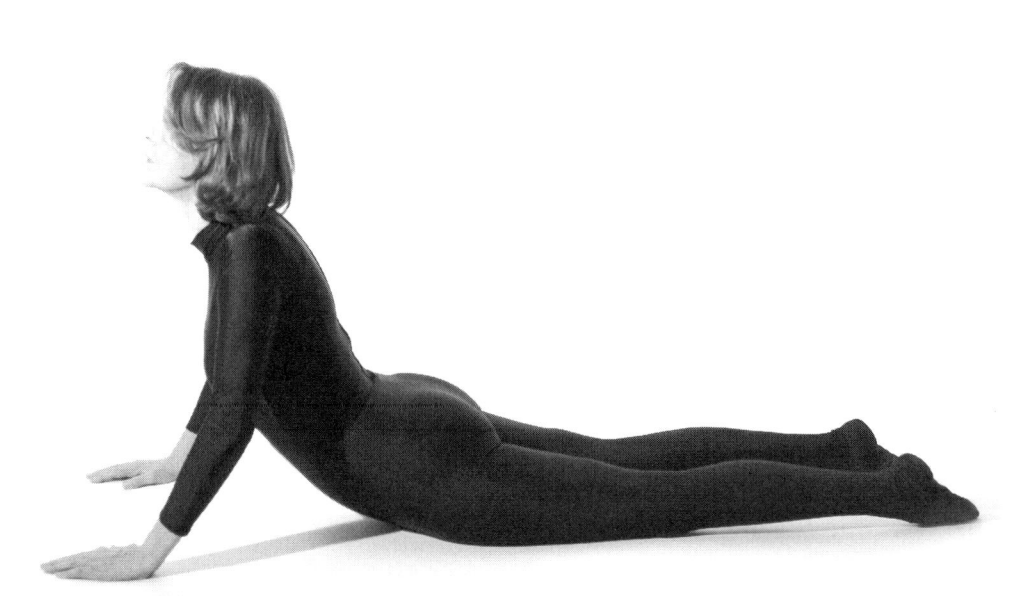

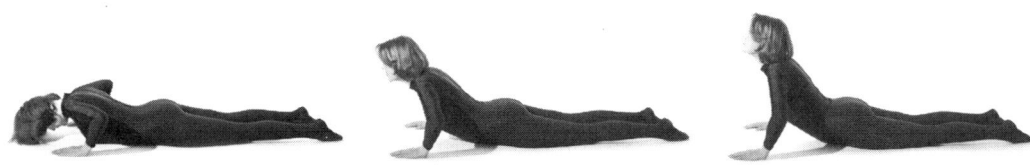

Diese Übung dehnt die Vorderseite des Körpers, kräftigt die rumpfaufrichtende Muskulatur und fördert die Beweglichkeit des Brustkorbs. Die Bauch-, Rücken-, Brust- und Kinnmuskulatur wird gestärkt, das Gesäß gefestigt und Nervensystem sowie Verdauung angeregt.

Ihre Hauptwirkung entfaltet die Kobra im Bereich der Nieren, die sie stark stimuliert. Während der Übung werden diese blutreinigenden Organe kräftig zusammengedrückt, sodass Blut herausgepresst wird. Nach Verlassen der Stellung werden die Nieren von einem „Schwall" frischen Blutes durchgespült. Zusätzlich wird die Blutversorgung der Nieren selbst und damit ihre Effizienz verbessert. Das Ergebnis: Das Blut wird besser gereinigt.

Außerdem werden die Nebennieren, die auf den Nieren sitzenden Adrenalindrüsen, einer gründlichen Massage unterzogen. Das verbessert die Steuerung der Adrenalinabgabe, von der die Spannungs- und Entspannungsbereitschaft abhängig ist, wodurch die mentale und psychische Haltung balancierter und ausgeglichener wird.

[1]

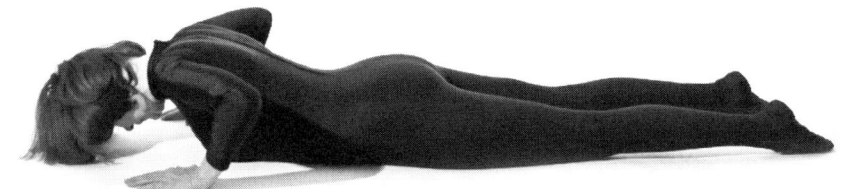

Bauchlage. Füße und Beine gestreckt. Die Ellbogen zeigen leicht nach oben, die Stirn ruht auf der Matte.

Die Hände werden nah am Körper auf Schulterhöhe mit den Handflächen auf dem Boden aufgesetzt. Dabei zeigen die Fingerspitzen nach vorne.

[3]

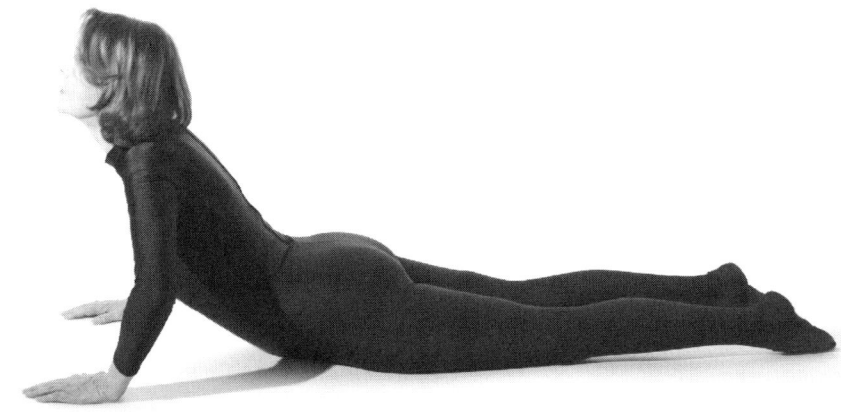

Nur so weit aufrollen, dass das Kreuz noch gestützt bleibt. Kurz innehalten und beim Ausatmen langsam wieder in die Ausgangslage zurückrollen.

[2]

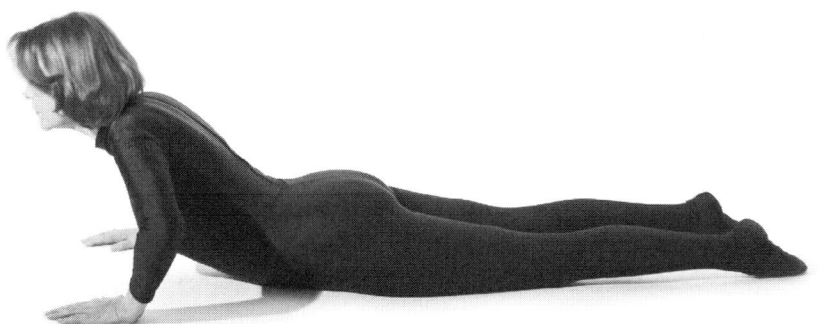

Das Gesäß anspannen. Die Leisten auf die Matte drücken.

Die Wirbelsäule verlängern und langsam vom Herzen aus den Oberkörper aufrichten. Dabei einatmen. Die Schulterblätter ziehen nach hinten in Richtung Becken. Der Nacken bleibt gerade.

Das Schwimmen

Diese Übung stärkt die Muskulatur des Rückens, der Arme und der Beine. Sie dehnt die Brustmuskulatur und aktiviert den ganzen Körper.

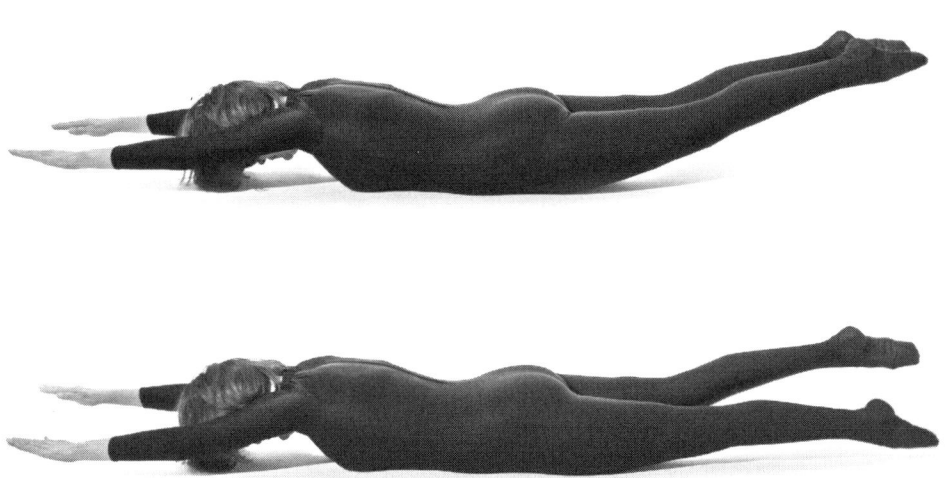

Bauchlage. Arme und Beine vom Boden heben, Gesäß anspannen und Arme und Beine diagonal heben und senken.

Die seitliche Dehnung aus dem Vierfußstand

Wie jede seitliche Dreh-Dehnübung hilft diese Übung, den unteren Rücken und das Kreuz zu entspannen und blockierte Energien wieder zum Fließen zu bringen. Damit bietet sie eine gute Vorbeugung gegen Verspannungen im unteren und mittleren Rückenbereich sowie im Kreuz.

Auf den Boden knien, Beine hüftbreit geöffnet, Füße ausgestreckt. Oberarme ausstrecken und Oberkörper absenken. Stirn ablegen, Nabel zur Wirbelsäule und den Rücken öffnen.

[1]

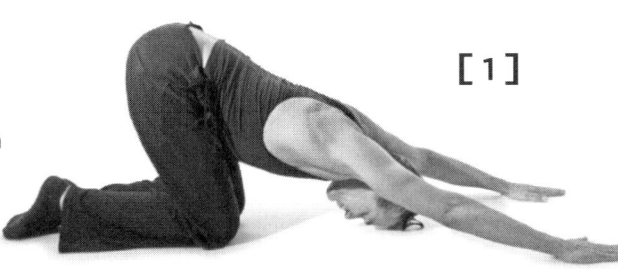

[2]

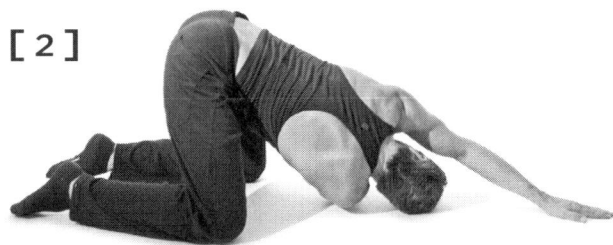

[3]

Drehung nach links, der linke Arm gleitet unter den rechten.

Auf der anderen Seite wiederholen.

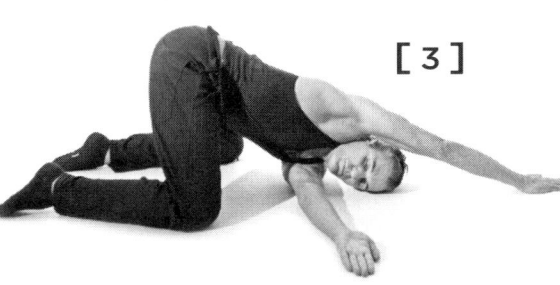

Der Embryo

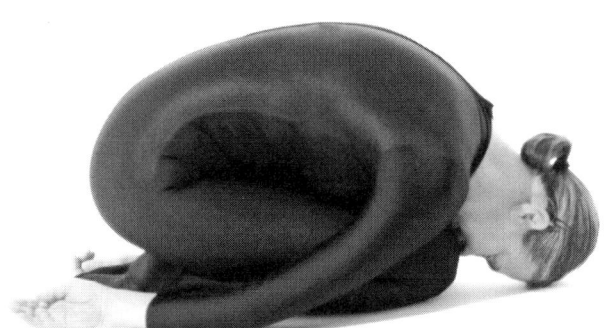

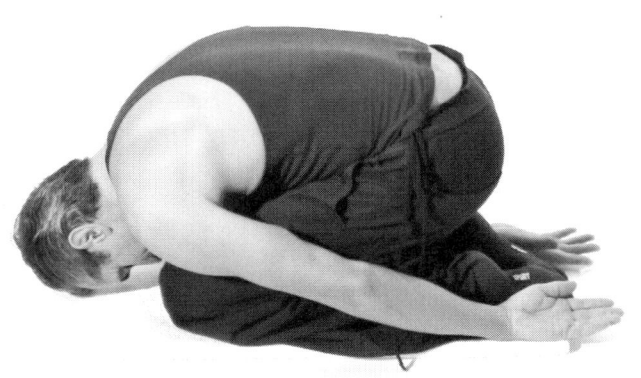

Das Ziel dieser Übung – in den Asanas auch Kind oder zusammengerolltes Blatt genannt – ist, die Sinne von der Außenwelt ganz auf das Innere zu lenken. Gezielte tiefe Atmung in den Bauch führt zu einer Tiefenentspannung für Körper und Geist. Es ist die ideale Position, um innerlich abzuschalten und wieder ganz zur Ruhe und zu sich selbst zu kommen.

Überdies wird die gesamte Nacken-, Rücken- und Hüftmuskulatur gedehnt und entspannt und die Verdauung angeregt.

Aus dem Fersensitz vorbeugen, Hände neben den Füßen flach auf dem Boden oder zu Fäusten geformt unter der Stirn ablegen. Schultern locker hängen lassen und Augen schließen.

Wenn es angenehmer ist, kann man die Knie auch leicht geöffnet lassen.

Übungen für die Halswirbelsäule (HWS)

Die folgenden Übungen müssen vorsichtig und deshalb sehr langsam ausgeführt werden.

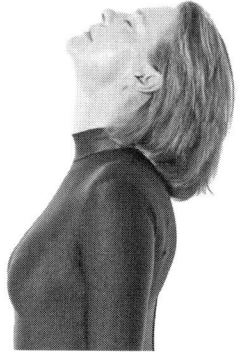 **[1]**

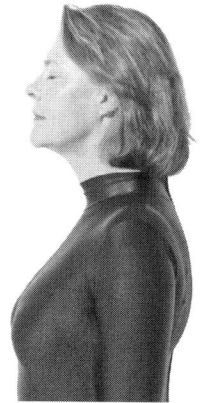 **[2]**

Den Kopf langsam und bewusst Wirbel für Wirbel nach hinten und nach vorne abrollen.

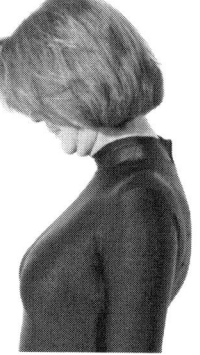 **[3]**

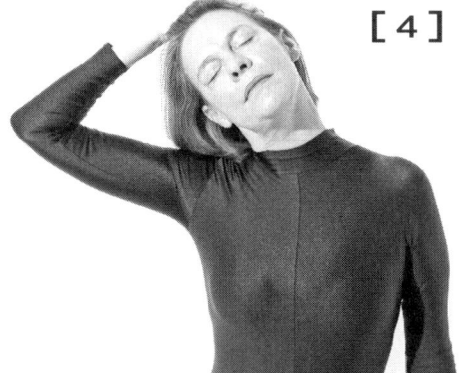 [4] [5]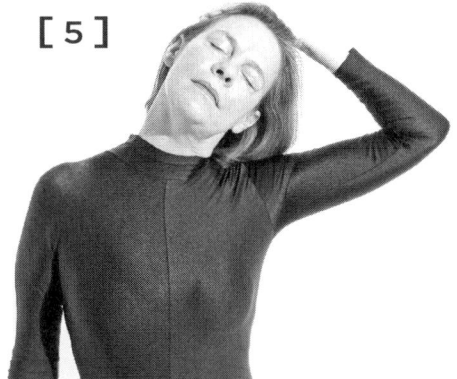

Danach den Kopf behutsam zur rechten Seite neigen und mit
der rechten Hand sehr vorsichtig etwas nachziehen. Für ungefähr
3 Sekunden den Kopf in dieser Position halten. Danach die gleiche
Dehnübung zur linken Seite und mit der linken Hand ziehen.

Diese Übung, die die rechte und linke Halsmuskelseite dehnt,
kann 3 Mal wiederholt werden.

Die Wechselatmung –
Die Atmung aus dem Yoga

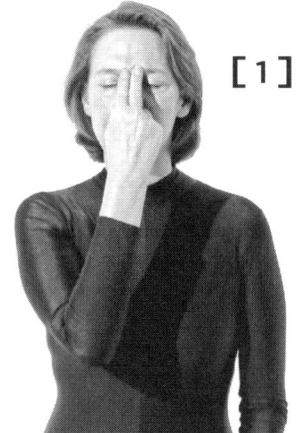

[1] Mit dem Daumen der rechten Hand das rechte Nasenloch zuhalten. Der Ringfinger ist dabei leicht auf die Handfläche gewinkelt. Nun wird durch das linke Nasenloch eingeatmet und dieses danach mit dem Ringfinger geschlossen.

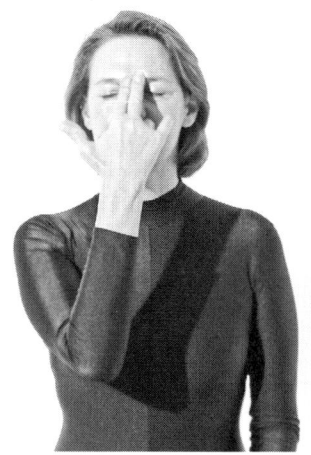

[2]

Rechtes Nasenloch öffnen,
ausatmen und wieder einatmen.

[3]

Rechtes Nasenloch schließen,
linkes öffnen und ausatmen.

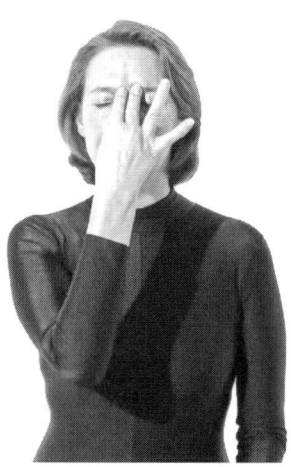

Der Atem, die Atmung ist ein wesentliches Element im Yoga. Denn die Atmung dient nicht nur dazu, den Körper mit Sauerstoff zu versorgen, sondern die allumfassende kosmische Energie, das Prana, die Lebensenergie aufzunehmen.

Die Wechselatmung, eine bewusste Lenkung der Atmung, wirkt harmonisierend und stärkt die Immunabwehr. Sie fördert die Konzentrationsfähigkeit, führt zu Entspannung, innerer Ruhe und geistiger Klarheit.

Bei dieser Übung bilden Daumen und Ringfinger der rechten Hand eine Art Zange oder Klammer, mit deren Hilfe die Atmung kontrolliert wird, indem immer abwechselnd ein Nasenloch geschlossen und eines geöffnet wird. Der Daumen schließt jeweils das rechte Nasenloch, der Ringfinger das linke. Begonnen und beendet wird die Übung immer links.

Zum Schluss ...

Zum Schluss noch eine kleine Geschichte, die veranschaulichen soll, wie schnell und leicht und selbstverständlich wir alle möglichen Dinge des Lebens einfach festhalten:

> Tanzan und Eikido wanderten einmal eine schmutzige Straße entlang. Zudem fiel noch heftiger Regen.
> Als sie an eine Wegbiegung kamen, trafen sie ein hübsches Mädchen in einem Seidenkimono, welches die Kreuzung überqueren wollte, aber nicht konnte.
> „Komm her, Mädchen", sagte Tanzan sogleich. Er nahm sie auf die Arme und trug sie über den Morast der Straße.
> Eikido sprach kein Wort, bis sie des Nachts einen Tempel erreichten, in dem sie Rast machten. Da konnte er nicht länger an sich halten. „Wir Mönche dürfen Frauen nicht in die Nähe kommen", sagte er zu Tanzan, „vor allem nicht den jungen und hübschen. Es ist gefährlich. Warum tatest du das?"
> „Ich ließ das Mädchen dort stehen", sagte Tanzan, „trägst du sie immer noch?"

Aus: Paul Reps (Hrsg.): Ohne Worte, ohne Schweigen

Danke

Das vorliegende Buch zu Yolates konnte nur durch die Mithilfe einiger lieber Menschen und anregende Diskussionen entstehen.

Ich bedanke mich an dieser Stelle ganz besonders:

Allen voran bei meiner Tochter Marie, die, schon lange bevor das Projekt konkret wurde, das fertige Produkt vor Augen hatte. Meinen Schreib-Coaches von Xpertmedia, die mich geduldig immer wieder auf den Boden der Realität brachten, wenn meine Gedanken grenzenlos ins Niemandsland glitten.
Dem engagierten Team des echomedia buchverlags, das mit viel Charisma, Wissen und Verstehen, ästhetischem Know-how und nicht zuletzt viel Spaß meinen Vorstellungen Form verliehen hat. Und natürlich bei all jenen, die mich in den letzten Jahren begleitet haben, die ich immer wieder mit meinen Ideen und Vorstellungen konfrontiert habe, die mir ihre Aufmerksamkeit und wertvolle Erkenntnisse schenkten und die ich immer noch zu meinen Freunden zählen darf.

Literatur

❱ Barral, Jean Pierre & Croibier Alain: Trauma – An Osteopathic Approach
❱ Beaumont, Hunter: Auf die Seele schauen: Spirituelle Psychotherapie
❱ DeMeo, James & Senf, Bernd (Hrsg.): Nach Reich. Neue Forschungen zur Orgonomie. Sexualökonomie. Die Entdeckung der Orgonenergie
❱ Juhan, Deane: Job's Body: A Handbook for Bodywork
❱ Liessmann, Konrad Paul: Lob der Grenze. Kritik der politischen Unterscheidungskraft
❱ Lowen, Alexander: Angst vor dem Leben. Über den Ursprung seelischen Leidens und den Weg zu einem reicheren Dasein
❱ Lowen, Alexander: Körperausdruck und Persönlichkeit. Grundlagen und Praxis der Bioenergetik
❱ Lowen, Alexander: Bioenergetik. Therapie der Seele durch Arbeit mit dem Körper
❱ Lowen, Alexander: Der Verrat am Körper
❱ Marzano, Michela: Philosophie des Körpers
❱ Mehta, Silva, Mira & Shyam: Yoga – The Iyengar Way
❱ Reich, Wilhelm: Charakteranalyse
❱ Reich, Wilhelm: Die Entdeckung des Orgons I. Die Funktion des Orgasmus
❱ Reich, Wilhelm: Die Entdeckung des Orgons II. Der Krebs
❱ Röcker, Anna Elisabeth: Die Spiritualität des Körpers
❱ Rolf, Ida: Rolfing – Strukturelle Integration. Wandel und Gleichgewicht der Körperstruktur
❱ Shusterman, Richard & Salaverria, Heidi: Körper-Bewusstsein. Für eine Philosophie der Somästhetik
❱ Shusterman, Richard: Leibliche Erfahrung in Kunst und Lebensstil. Philosophische Anthropologie. Band 3
❱ Still, Taylor Andrew: Das große Still-Kompendium
❱ Stumm, G. (Hrsg.): Psychotherapie – Schulen und Methoden. Eine Orientierungshilfe für Theorie und Praxis.
❱ Sutherland, William Garner: Teachings in the Science of Osteopathy

Webtipps

❱ Esalen Massage – ganzheitliche Körperarbeit: www.esalen.org
❱ Feldenkrais-Zentrum Heidelberg: www.feldenkraiszentrum-hd.de
❱ Hüther, Gerald Prof.: www.gerald-huether.de
❱ Somatische Wende. Ohne Körper kein Wachstum: www.friesenhof-fuessen.de/
  fileadmin/Neuigkeiten/Somatische_Wende_Expose_final.pdf
❱ Tiefensensibilität & Propriozeption: http://dasgehirn.info/wahrnehmen/
  fuehlen-koerper/der-sechste-sinn
❱ Wilhelm Reich Institut Wien: www.wilhelmreich.at
❱ Wiener Schule für Osteopathie: www.wso.at
❱ Yogaseiten: - www.yogaservice.de
              - www.yoga-im-taeglichen-leben.at

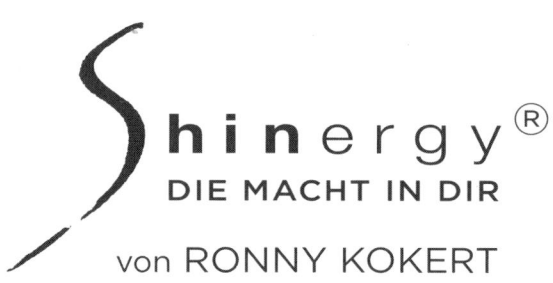

Shinergy®
DIE MACHT IN DIR
von RONNY KOKERT

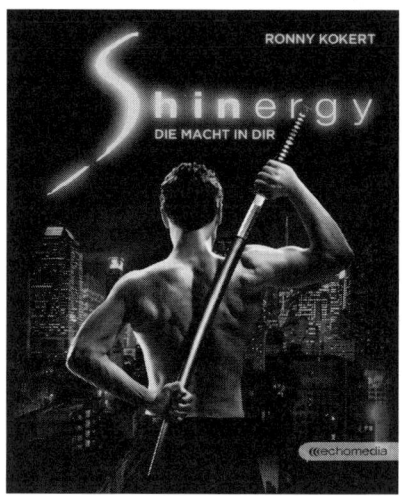

Heutzutage muss jeder an irgendeiner Front kämpfen – gegen vermeintliche Schwächen, Erfolgsdruck, Frustration, Konkurrenten, Ängste oder Stress. Der Weg zu Gelassenheit, Ausgeglichenheit und Selbstbestimmung führt über die Entwicklung unserer innersten Selbstverteidigungskräfte. Das vorliegende Buch beschreibt die praktische Anwendung der Shinergy-Prinzipien zur Erlangung innerer Kraft für die Herausforderungen des modernen Alltags.

RONNY KOKERT ist einer der erfolgreichsten Kampfsportler unserer Zeit. Dieser Weg war ihm nicht vorgezeichnet. Nach einer Knochenmarkserkrankung als Jugendlicher schien es für Sport in seinem Leben keinen Platz mehr zu geben. Doch Kokert überwand aus eigener Kraft und mit dem unerschütterlichen Glauben an sich selbst sein Schicksal. Er wurde mehrfacher Taekwondo-Staatsmeister, US Open-Medaillengewinner und später sogar Open World Champion.

Shinergy entstand aus der jahrelangen Erfahrung im Spitzensport und der konsequenten Weiterentwicklung alter Weisheitslehren und Kriegskünste zur inneren und äußeren Vervollkommnung.

Heute leitet Ronny Kokert ein Trainingszentrum in Wien, ist internationaler Management Coach und Lehrbeauftragter an der Universität Wien.

Erhältlich im (Online-)Buchhandel.
ISBN 978-3-902672-88-9 | 264 Seiten | € 24,90

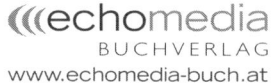

((echomedia
BUCHVERLAG
www.echomedia-buch.at